Jean-Paul Pes

Se régénérer le corps et l'esprit

La maîtrise du stress

jouvence EDITIONS

Collection Pratiques Jouvence

La thérapie vocale, par Philippe Barraqué, 2001
Maîtriser son stress, par Sébastien Tubeau, 2001
Se relaxer pour mieux vivre, par J.-D. Larmet, 2001
Plus jamais victime, par Pierre Pradervand, 2001
Le bonheur, ça s'apprend, par Pierre Pradervand, 2001
Relaxation et détente des enfants, par Philippe Barraqué, 2000
La vie simple, par Pierre Pradervand, 1999
Pratique de la communication non-violente, par Wayland Myers, 1998
Lâcher prise, par R. Poletti & B. Dobbs, 1998
L'estime de soi, par R. Poletti & B. Dobbs, 1998
Bien dormir enfin, par Marie-France Muller, 1998
Satisfaire son besoin de reconnaissance, par O. Nunge et S. Mortera, 1998
Massage détente, par catherine Maillard, 1998
Gérer ses émotions, par O. Nunge et S. Mortera, 1998
Vivre au positif, par Marie-France Muller, 1997
Oser parler en public, par Marie-France Muller, 1997
La pause de 90 secondes, par Rolf Herkert, 1996

Catalogue gratuit sur simple demande
Éditions Jouvence
France : BP 7 – 74161 St Julien-en-Genevois Cedex
Suisse : Case postale 184 –1233 Genève/Bernex
Site internet : www.editions-jouvence.com
Email : info@editions-jouvence.com

couverture: illustration, J.-C. Marol
mise en pages en AGaramond 11 : Nelly Irniger

ISBN 2-88353-215-X

Sommaire

Préface

Lorsque "tout va bien", on se sent des ailes. Mais dès que "ça ne tourne plus rond", nous nous empêtrons très vite dans les problèmes, même les plus simples. La connaissance de la neuropsychologie nous permet de mieux comprendre comment notre organisme fonctionne lorsque tout va bien et ce qui se passe lorsqu'il est en état de stress.

Notre propos consistera à détailler trois phases neuropsychologiques qui permettent de se régénérer. Nous insisterons ensuite sur les moyens (diététique, méthodes corporelles, etc...) qui facilitent un meilleur équilibre.

Ainsi, comme Sainte-Hildegarde, nous placerons l'homme au centre du monde : « *Au milieu du cosmos se dresse l'homme, car il est plus important que toutes les autres créatures, qui demeurent dépendantes du monde. Bien qu'il soit, certes, petit de taille, il est cependant puissant par la force de son âme. Sa tête est dirigée vers le haut et ses pieds s'appuient sur un fondement ferme. Il peut donc mettre en mouvement aussi bien les choses les plus élevées que les plus basses ».*

Temps difficiles, temps affreux disent les hommes, mais le temps c'est nous !
Tels nous sommes, tels sont nos temps !
Saint-Augustin

Introduction

La vie quotidienne est aujourd'hui, dans notre monde moderne, objet d'améliorations constantes pour chacun, mais en même temps source de nombreux problèmes. Le temps semble s'accélérer. Au travail, à l'école, à la maison, il faut aller toujours plus vite. Il faut se recycler pour ne pas être dépassé. La technologie est de plus en plus pointue, elle nous permet de faire de plus en plus de choses dans un temps toujours plus limité.

Tel un bébé qui, chaque jour, pour apprendre, touche tout, regarde tout, sent tout..., tout au long de sa vie, l'organisme a besoin d'un apport d'informations important en quantité et en qualité.

Ces informations proviennent du monde qui nous entoure ; plus l'organisme en capte, plus son fonctionnement est optimal. Nous dirons donc qu'elles sont indispensables au bon fonctionnement de l'organisme.

Mais les soucis, la fatigue, les contextes “socio-économico-familio-culturels”, le stress, sont des maux qui, eux aussi, reviennent toujours plus vite. Comment le stress agit-il sur l’individu aux niveaux physique et psychique ? Au fil des jours, en fonction des agressions et des événements rencontrés, nous prenons l’habitude de nous protéger. Mais ces protections, qui nous éloignent dans un premier temps des agents néfastes, nous écartent aussi du monde qui nous entoure.

Agression du bruit, des espaces où nous vivons et du temps, nous aspirons tous à partir : prendre un moment de repos, partir en vacances, voyager, quoi de plus naturel, et aujourd’hui de plus indispensable ?

Mais comment faire pour que ces temps soient les plus profitables possibles, c’est-à-dire comment se régénérer physiquement et psychologiquement pour repartir du bon pied ?

Nous ne maîtrisons pas les rythmes qui nous entourent et qui cadencent notre vie. Connaître l’importance de ces phénomènes nous permettra de savoir comment nous fixer des périodes de repos.

Trois principes nous aideront à créer des temps régénérateurs vrais :

- l’éveil sensoriel,
- l’envie d’apprendre,
- la maîtrise du temps.

Les temps de repos peuvent alors devenir de véritables moments de régénération. Chacun pourra partir en vacances et ne pas craindre de revenir plus fatigué qu'au départ. Les publicités nous montrent bien que le meilleur moyen pour se remettre en forme, c'est le voyage, et souvent assez lointain...

Qui n'a d'ailleurs jamais voulu partir ? Cette interrogation n'est-elle pas explicitée par George Sand* : « *C'est qu'il ne s'agit pas tant de voyager que de partir : quel est celui de nous qui n'a pas quelque douleur à distraire ou quelque joug à secouer ?* »

On comprend donc mieux l'intérêt de partir en vacances, mais pas n'importe quand et n'importe comment, lorsque George Sand poursuit : « *Quel est celui de nous qui n'a pas fait ce rêve égoïste de planter là un beau matin ses affaires, ses habitudes, ses connaissances et jusqu'à ses amis, pour aller dans quelque île enchantée, vivre sans soucis, sans tracasseries, sans obligations, et surtout sans journaux ?* »

L'analyse de l'importance des temps de régénération et de leur contenu – qu'ils soient longs ou courts, que l'on voyage ou non – nous permettra de revenir totalement énergétisés...

---

* George Sand, *Un hiver à Majorque* (Palma de Majorque, 1855)

Le bon fonctionnement de l'organisme

L'être humain

Tout être humain ne peut survivre que s'il se nourrit. Il doit rechercher la nourriture et l'eau en quantité et en qualité suffisantes. Certes, on peut continuer à vivre même s'il y a des déficits dans ces deux composantes, mais l'organisme fonctionnera moins bien.

Cependant, les aliments et l'eau ne sont pas les seules nourritures de l'être humain : il a aussi besoin de nourrir son cerveau. Le cerveau est un glouton, non seulement d'eau et de l'apport des transformations alimentaires réalisées dans l'organisme, mais également d'informations, qui sont la troisième source énergétique du corps. Par les organes des sens, le cerveau reçoit des renseignements sur le monde environnant et sur l'intérieur du corps. Toutes les informations internes (système nerveux autonome) sont à la fois conscientes et surtout inconscientes. En effet, qui sait ce qui se passe exactement dans son foie ? Pourtant, le cerveau en est constamment informé.

Parfois, le fait de se sentir “à côté de son assiette”, “mal dans sa peau”, “fatigué”, résulte de déséquilibres internes difficilement mesurables par des moyens médicaux, mais immédiatement perçus par le cerveau. Consciemment, nous percevons ces signes sous forme de sentiments mitigés...

Nous connaissons mieux les sensations véhiculées par les systèmes auditif, visuel, tactile, ainsi que du goût et de l'odorat. La sensation est la base de la connaissance. Sans elle, nous ne connaissons rien. Percevoir, c'est recevoir par les organes des sens les effets des choses : la perception de notre environnement. Ces effets (chaleur, luminosité, sonorité, rugosité...) nous renseignent sur les formes sensibles de toutes les choses, qui ont un mode d'existence différent, en nous et dans la chose. L'être d'une chose est matériel, mais en nous, il est spirituel : c'est la même forme sensible (la couleur de la chose, etc.).

Les informations captées par les organes des sens sont véhiculées jusqu'aux différents étages du cerveau. C'est pour cette raison que l'on appelle ce premier tronçon *sensori-psycho*. Les informations traitées dans le cerveau lui permettront de programmer des comportements, c'est-à-dire des actions motrices. Ainsi, nous rattachons un second tronçon *psycho-moteur*. Nous appelons l'ensemble de ces tronçons la boucle *sensori-psycho-motrice*. On la nomme ainsi car ce système est un tout. Les comportements peuvent devenir des actions motrices que je vis sur le plan sensoriel : je peux m'écouter parler, me voir marcher...

Chacun des niveaux sensoriel, psycho et moteur, ainsi que leur bon fonctionnement, est d'une importance capitale. Si un déséquilibre apparaît à l'un d'eux, c'est le système entier qui se trouvera perturbé. L'équilibre des trois systèmes se traduira par une certaine harmonie de l'individu.

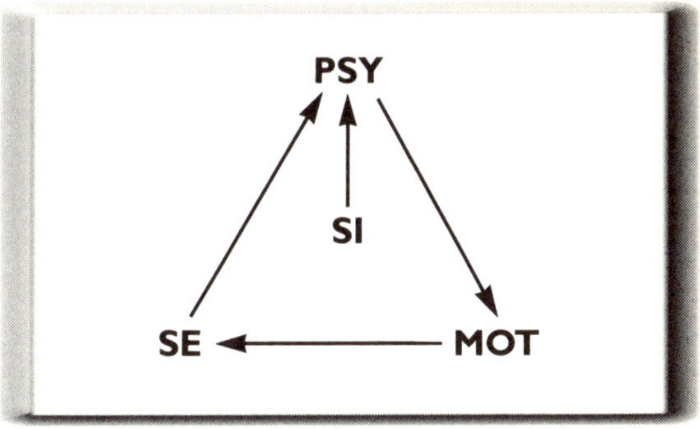

Figure 1 – Schéma SPM
PSY : niveau psycho,
SI : niveau sensoriel interne (sensations internes),
SE : niveau sensoriel externe (sensations externes),
MOT : niveau moteur.

Nous allons à présent préciser chacun de ces trois niveaux.

Le niveau sensoriel

Les principes universels et fondamentaux ne sont pas des données intellectuelles innées. Ils sont saisis dans toutes les perceptions. La réceptivité du sens est son ouverture aux choses extérieures. L'être humain apprend tout : plus les informations seront de qualité, meilleur sera l'apprentissage.

Toute connaissance intellectuelle s'appuie sur les données sensorielles qui sont en réserve ; sans ces éléments primitifs, la pensée serait impuissante à se formuler. Nous rejoignons l'enseignement d'Aristote lorsqu'il écrit qu'il n'y a rien dans l'intelligence qui ne vienne premièrement des sens.

En début de ce livre, nous avons souligné que la nourriture devrait nous parvenir en qualité et en quantité suffisante. L'aspect quantitatif nous est montré par le bébé qui touche tout, suce tout, veux tout apprendre, tout connaître par ses organes des sens. On ne cesse de répéter l'importance de cet éveil sensoriel.

De même, la qualité des informations est une chose essentielle : le "beau" et le "bon", comme le disait Platon.

Le niveau psycho

Le système nerveux central se compose de différents étages (sous-cortical, cortical), intriqués et constitués de nombreuses structures. Certaines ont des rôles très spécifiques et d'autres plus globales. Nous ne nous lancerons pas dans une étude détaillée de l'attention, de la mémoire..., mais nous préciserons simplement que le système nerveux central assure deux ensembles de fonctions.

- Les unes, *énergético-affectives*, sont les supports de l'intentionnalité, de l'éveil et de la vigilance, des attitudes affectives et de l'émotivité. Avec, comme point de départ, une formation : la substance réticulée, qui est un véritable accumulateur d'énergie avec une activité propre et des arrivées en provenance des systèmes sensoriels. Cette fonction énergétique s'exerce dans deux directions : vers les muscles où elle entretient le tonus de base que nous détaillerons plus loin, et vers le cortex cérébral où elle détermine un certain seuil de vigilance. Les structures limbiques, "réservoirs" de notre mémoire, représentent un véritable comparateur dans la mesure où, compte tenu des expériences passées, elles peuvent évaluer la capacité du milieu à satisfaire ou non nos besoins. Elles fournissent à la substance réticulée de l'information en terme d'émotions qui guident nos comportements.

- Le second ensemble de fonctions (par voies d'informations) est dit *opératif* : il organise des opérations à partir des centres de décisions qui donnent, par exemple, le langage, les mouvements adaptés à un but.

Le niveau moteur

Dans ce système, nous nous intéresserons particulièrement à la notion de *tonicité*. On entend en général dire : « J'ai un bon tonus », ou « Aujourd'hui, je n'ai pas de tonus », ce qui correspond à un état de forme. Lorsque nous disons avoir un bon tonus, c'est que nous nous sentons "bien dans notre peau".

Mais qu'est ce que le tonus ? Il s'agit de la *contraction permanente des muscles*. Elle varie au cours de la vie – un bébé n'a pas le même tonus qu'une personne âgée – mais aussi en fonction de la période de la journée ou de l'année. Un bébé qui a faim crie, contracte ses muscles, il devient très tonique (hypertonique). Lorsqu'il est repu, il se détend, sourit et s'endort. Il ne faudrait pas penser que ce système tonique, véritable moyen de communication avant l'apparition du langage, disparaisse avec la naissance des mots. Nous continuons tous à nous exprimer également avec notre corps par des modifications toniques. Nous pourrions dire que *toute notre vie psychique "s'écoule dans le tonus"*.

Cette tonicité fluctue chez chaque individu suivant une norme qui la caractérise. Certaines personnes sont plus toniques que d'autres. Mais la tonicité n'est pas une simple unité de tension des muscles, sans rapport avec le reste de l'organisme. Au contraire, elle est influencée par les informations issues du cerveau : informations extérieures provenant des organes des sens, informations internes du système nerveux autonome, informations provenant de notre activité psychologique.

Le tonus n'est donc pas un mètre étalon immuable, mais une unité mouvante. Lorsqu'il est bien réglé, tel le ralenti d'une voiture, on dira qu'il y a une bonne régulation tonique. En revanche, lorsque le ralenti est réglé trop haut ou trop bas, il y a une dérégulation tonique. Une tonicité trop élevée (hypertonicité) entraîne une surcharge de fatigue. De même, le ralenti de notre voiture trop élevé provoque une consommation d'essence accrue.

Mais la tonicité n'est pas uniforme dans le corps. Un excès de tonus dans les épaules, par exemple, peut s'accompagner d'une baisse (hypotonicité) dans le bassin. Dans ce cas, le

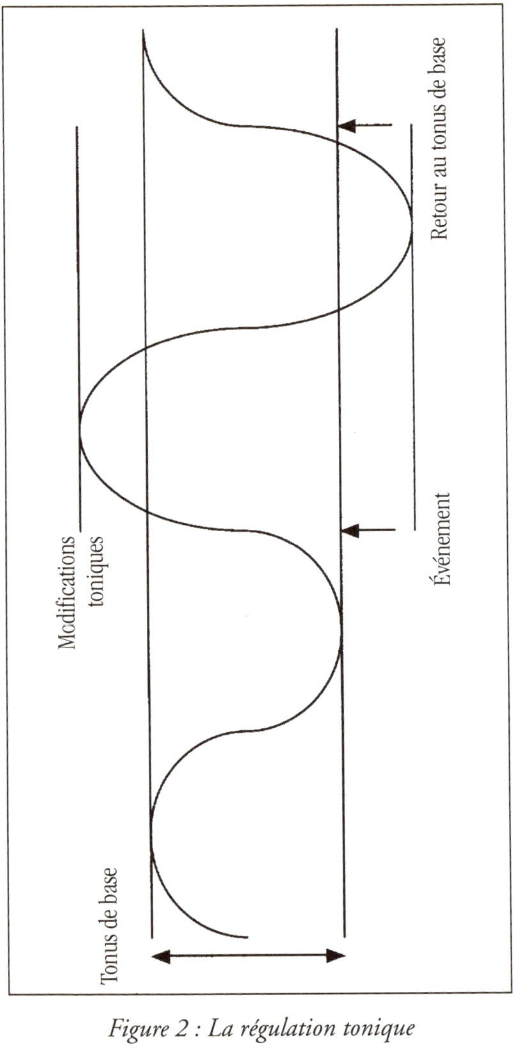

Figure 2 : La régulation tonique

sujet perçoit des tensions dorsales et des douleurs de dos (voir schéma ci-contre).

Ainsi, la bonne circulation des informations, depuis les entrées sensorielles jusqu'au cerveau, aboutissant à la production motrice, correspond à un fonctionnement harmonieux de l'organisme.

Le stress

Qu'est-ce que le stress

Au Moyen Âge, quelle était la meilleure solution pour se protéger contre les envahisseurs ? Construire un château fort était sans doute le moyen le plus sûr. Nous en avons tous visité : les murailles sont d'une épaisseur impressionnante et les ouvertures assez petites.

L'apôtre Saint-Paul* nous dit que notre corps est le temple de l'esprit. Mais au fil du temps et des difficultés de la vie, le stress apparaît. Nous ne construisons alors plus un temple, mais un château fort !

A chaque événement, nous répondons par un certain nombre de réactions. Certaines d'entre elles sont spécifiques, d'autres non. Ces réactions

---

* Première épître de Saint-Paul aux Corinthiens

s'expriment sur un mode tonique, et on peut les reproduire mécaniquement. Un ami arrive à l'improviste et pousse un cri ou vous pince. Vous sursautez et certains muscles se contractent : votre tonicité augmente alors. Il ne s'agit que de réactions passagères, mais lorsque l'événement dépasse les capacités de réaction de l'organisme et devient un choc, ou lorsqu'il s'agit de petits chocs répétés, nous sommes face à un stress. Les réactions toniques ne sont alors plus éphémères, mais peuvent devenir permanentes. Des modifications du tonus des muscles squelettiques ainsi que des muscles lisses des organes internes peuvent alors apparaître. On se sent tendu au niveau des muscles du cou par exemple, et on éprouve le besoin de s'étirer la nuque.

L'expression « avoir les poils hérissés » exprime les modifications du tonus musculaire de la peau (la peau est constituée de trois différentes sortes de muscles : les fibres musculaires lisses, les muscles des parois vasculaires, les muscles érecteurs des poils). La digestion peut également devenir difficile lors des changements de tonicité des muscles lisses. Même si l'on ne fait pas toujours le lien avec un événement stressant, nous ressentons bien tous ces changements.

Les symptômes les plus répandus dus au stress sont les troubles gastriques, suivis des troubles cardiaques et respiratoires, l'agitation, la fatigue, le manque d'énergie et les maux de tête. Mais les modifications de la tonicité ne sont pas perçues immédiatement. Certaines peuvent passer inaperçues dans un premier temps et n'être découvertes qu'à la suite d'un déséquilibre plus important qui, peu à peu, est devenu global. Une épine d'oursin ou une cicatrice mal soignée sous un pied vont changer ma pose de pied. Si cela perdure, alors que je peux m'être habitué à cette petite inflammation plantaire et ne plus la sentir, je peux modifier toute ma statique : l'orientation du genou et de la hanche, le positionnement du bassin... Lorsque la statique sera globalement déséquilibrée, je pourrais alors percevoir que quelque chose ne tourne pas rond... Un sportif peut se faire une série de blessures qui, dans un premier temps, peuvent ne pas trouver d'explication. Une étude globale de la statique permettra de comprendre la source du problème.

Il en va de même pour le déséquilibre d'un organe : qui sait comment fonctionne son foie ? Et au bout d'un certain temps, c'est le déséquilibre de plusieurs organes qui alertera la personne (gênes, maux de ventre...). En général, on subit alors un certain nombre d'examens. Le «rassurez-vous, vous n'avez rien à l'estomac» ne suffit pas toujours. Quelques mois, ou quelques années après, d'autres examens sont pratiqués. Le «c'est le stress, je vais vous administrer un traitement pour le psychisme» n'est pas davantage rassurant.

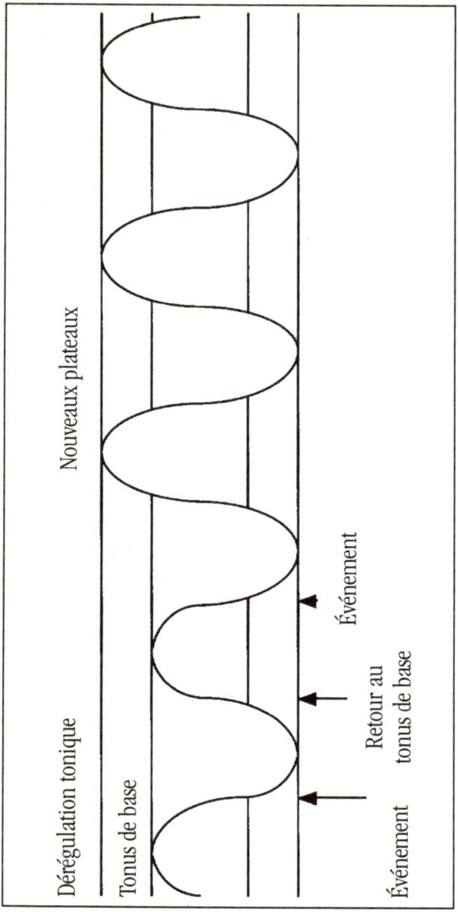

Figure 3 : Les modifications toniques

Après un événement, le tonus de base augmente jusqu'à un nouveau plateau. Il revient ensuite à son niveau initial. Une suite d'événements ou un événement important (stress) entraîne une dérégulation tonique. Le tonus ne revient plus à son niveau de base. Il reste à son nouveau plateau.

Les modifications de la tonicité peuvent donc être plus ou moins “bruyantes”. Ainsi, en réaction, mais aussi en protection, on construit ce que certains appellent une carapace tonique. Le tonus devient une armure assez rigide, que nous pouvons alors comparer aux murailles de notre château fort.

Les modifications toniques n'affectent pas uniquement les muscles locomoteurs, mais aussi ceux qui sont en relation avec les systèmes sensoriels. Nos organes des sens sont mus par des muscles : les muscles oculaires, le muscle de l'étrier dans l'oreille par exemple. Un changement significatif de la tonicité des muscles oculaires peut perturber la vision. Le muscle de l'étrier dans l'oreille, qui est le plus petit muscle du corps, est soumis aux mêmes conditions que les autres muscles ; il est donc susceptible de perturbations toniques... En état de stress, nous voyons, nous entendons... différemment.

En nous protégeant, nous nous refermons sur nous-mêmes car nous sommes moins capables de faire fonctionner les organes qui maintiennent les liens avec notre environnement. Nous sommes moins ouverts à l'extérieur, et nos perceptions peuvent être déformées.

Le retrait de nombreuses situations peut s'apparenter à un « j'arrête tout ». Ce repli, que l'on peut interpréter comme une réaction naturelle, conduit à une impasse. Prenons l'exemple de la conduite sur la neige. Nous savons qu'il ne faut pas freiner brutalement, mais en général, au premier problème, nous freinons...

Nous arrivons ainsi à la seconde caractéristique de notre château fort : des ouvertures réduites.

Les échanges avec notre environnement deviennent plus difficiles, et nous pouvons ressentir de l'incompréhension. Moins sensibles à la totalité, nous devenons plus sensibles à certains détails qui polarisent notre attention. Ainsi, un mot, une phrase, un regard, peuvent nous faire réagir violemment, nous faire bondir. Un nouveau mode de fonctionnement peut se mettre en place, un nouveau mode de pensée s'établit.

Prenons l'exemple d'un thème qui nous affecte. Il peut s'agir d'un événement douloureux ou d'un sujet qui nous tient à cœur. Au cours de la conversation, comme le dit la formule, "nous nous emportons". Nous quittons notre état de stabilité émotionnelle pour partir dans un comportement moins maîtrisable. Notre corps se raidit, nous tapons du poing, nous montrons du doigt, notre voix s'élève (comportement exprimant une augmentation de la tonicité). A ce moment-là, nous ne sommes plus à l'écoute. Notre réflexion reste bloquée sur les événements passés. La communication devient plus difficile. Le souvenir et l'évocation d'un souvenir pénible modifient le comportement, jusqu'à nous placer dans un état qui ne nous permet plus d'analyser, de comprendre et donc d'avancer.

Sur le plan neuropsychologique, nous avons déjà dit que le cerveau est un glouton d'informations. Plus il en recueille, plus il accroît ses possibilités à trouver des solutions aux problèmes qui lui sont présentés. Si le nombre d'informations est réduit, il aura des difficultés à trouver des solutions originales. On se fera cette remarque : « Comment n'ai-je pas pu trouver de solution à ce problème si simple ? », ou « Je ne me reconnais plus ». Même le simple peut devenir compliqué !

Au Moyen Âge, les châteaux forts étaient une défense d'une grande efficacité. Ils étaient certainement la réponse la plus adaptée aux problèmes de l'époque. Mais nous ne sommes plus au Moyen Âge. Nous avons cité le Nouveau Testament en début de l'ouvrage. On pourrait objecter qu'il est encore plus ancien que le Moyen Âge. Oui, mais ce n'est pas une construction matérielle : il n'est pas d'une époque, mais de toutes les époques. Or, pour reprendre son expression, le corps n'est pas vu comme une forteresse, mais comme un temple. Un temple se veut accueillant, ouvert, un lieu calme où l'on écoute, où l'on voit, où l'on sent, même au-delà des perceptions matérielles... Retrouver ou maintenir ce calme intérieur sera notre première étape de régénération.

Le tonus et la sensation sont deux terrains de perturbation lors du stress, qui vont avoir un retentissement sur ce qu'est par nature l'homme, un être qui apprend. En effet, nous avons dit que la sensation était la base de la connaissance. Si je veux réellement connaître, je dois observer, rechercher, examiner. Face aux choses, je dois recevoir d'abord leurs effets dans mon corps par mes organes des sens. La forme intelligible d'une chose procède d'un travail progressif de l'intelligence, s'appliquant aux sensations : l'intelligence forme ce savoir, cette détermination intellectuelle, en découvrant peu à peu les propriétés d'abord cachées. Nous n'avons pas l'intuition intelligible directe et totale, donnée d'un coup, de ce que sont les êtres. Ouvert aux choses, subissant leurs effets, l'être humain a un mode de connaissance différent de celui d'un pur esprit. Il connaît avec son corps.

Les perturbations des systèmes sensoriels vont avoir des répercussions sur nos moyens d'apprentissage.

Sur le plan neuropsychologique, nous avons dit que la boucle sensori-psycho-motrice était un système susceptible d'expliquer comment un organisme apprend. Or, si les entrées sensorielles sont perturbées, tous les étages de la boucle vont l'être également. Nous avons vu que le système moteur au niveau du tonus était aussi perturbé. Donc, deux structures sur trois peuvent rester en état de déséquilibre. Dans cette configuration, le système apprend mal.

Nous apprenons moins ou différemment. Mais apprendre est un facteur d'évolution. Celui qui n'apprend plus arrête son développement. On le voit bien en sport : celui qui diminue ou limite ses entraînements ne progresse plus dans un premier temps, puis régresse par la suite. On remarquera que ceux qui réussissent encore tardivement dans des carrières sportives, mais également dans différentes activités professionnelles, sont des individus qui gardent une soif d'apprendre.

Il faudra donc protéger et toujours développer les capacités d'apprentissage ; ce sera la seconde étape de notre régénération.

Nous vivons à une époque où tout s'évalue, se mesure. Tout doit être palpable, visible. Nos moyens d'investigation étant de plus en plus précis, il nous semble parfois que rien ne pourrait nous échapper. Combien de personnes sortent d'une série d'examens (analyses biologiques, radiographies, échographies...) et, aux vues des résultats, entendent cette phrase : « Vous n'avez rien. » Quelle surprise, car bien souvent, on ne se lance pas dans tant d'investigations lorsque l'on se sent en pleine forme...

Nous avons vu que les premières perturbations dues au stress se trouvaient au niveau de la tonicité et de la sensorialité. Même si l'on peut apprendre à les connaître, il est difficile d'en avoir une mesure précise. Ceci ne veut pas dire qu'il ne faille pas tenter de les cerner, que ce soit le stress ou ses perturbations. Il existe d'ailleurs des moyens pour mesurer le stress.

Comment évaluer le stress

En répondant aux questions suivantes – à l'aide du barème ci-dessous – vous pourrez déterminer votre niveau de stress.

Barème

0 point : Je n'éprouve jamais ce symptôme.
1 point : Je l'éprouve parfois (environ une fois par mois).
2 points : J'en souffre plus d'une fois par mois, mais pas plus d'une fois par semaine.
3 points : J'en souffre souvent (plus d'une fois par semaine).

Questions*

① Avez-vous des maux de tête ?	
② Souffrez-vous de tension ou de raideur au cou, aux épaules, à la mâchoire, aux bras, mains, jambes ou à l'estomac ?	
③ Avez-vous des tics nerveux ? Des tremblements ?	
④ Sentez-vous votre cœur battre fort ou vite ?	
⑤ Avez-vous des battements de cœur anormaux (impression d'emballement ou d'arrêt du cœur) ?	

⑥ Avez-vous de temps en temps des difficultés à respirer ?	
⑦ Vous arrive-t-il d'avoir des vertiges, des étourdissements ?	
⑧ Avez-vous l'impression d'avoir une boule dans la gorge ou de devoir vous éclaircir la voix ?	
⑨ Souffrez-vous de refroidissement, de grippe, d'enrouement ?	
⑩ Souffrez-vous d'indigestion, de nausée, de maux d'estomac ?	
⑪ Souffrez vous de diarrhée, de constipation ?	
⑫ Vous rongez-vous les ongles ?	
⑬ Avez-vous des difficultés pour vous endormir ou pour dormir une nuit entière ?	
⑭ Vous sentez-vous fatigué au réveil ?	
⑮ Avez-vous les pieds ou les mains froides ?	
⑯ Grincez-vous des dents ? Vos mâchoires vous font-elles mal ?	
⑰ Avez-vous tendance à transpirer abondamment ?	
⑱ Etes-vous irritable ou colérique ?	
⑲ Avez-vous beaucoup de douleurs généralisées (mal au dos, à l'estomac, à la tête, aux muscles) ?	
⑳ Avez-vous conscience de souffrir davantage d'anxiété, d'inquiétude, d'agitation, de nervosité ?	
Total points	

* Hart, 1995

Interprétation du test

0 à 10 : Aucun stress. Etes-vous sûr d'être vivant ?

11 à 20 : Léger stress. Vous êtes dans l'ensemble bien portant, mais parfois affecté par des événements stressants de votre vie.

21 à 30 : Stress moyen. Vous devriez prendre conscience que des pressions intérieures ou extérieures s'exercent sur vous et faire quelque chose en vue de les diminuer.

31 à 40 : Stress sévère. Vous n'êtes pas maître de votre vie et vous auriez certainement intérêt à consulter un psychothérapeute.

41 à 60 : Stress très dangereux. Vous avez besoin de l'aide immédiate d'un psychologue ou d'un médecin.

Il existe également des tests que nous appellerons papier-crayon. Ils ont pour but de prédire l'aptitude d'un sujet à maintenir un niveau de performance satisfaisant dans une situation qualifiée de stressante.

Ces tests s'appuient sur des conceptions que nous allons préciser. Nous avons vu que le terme général de stress désigne des situations qui imposent à l'organisme des efforts d'adaptation dépassant ses capacités. Ces situations peuvent être de nature physique (température, stimulations sensorielles...) ou psychologique (stimuli émotionnels forts, tâches trop complexes à effectuer...).

Classiquement, les situations de stress produisent des modifications physiologiques dans l'organisme (syndrome général d'adaptation) qui ont le caractère d'être non spécifiques, c'est-à-dire qui sont identiques, quelle que soit la nature de l'agent stressant.

Sur le plan comportemental (en général, c'est celui-ci qui intéresse les tests), la situation de stress entraîne comme conséquence une baisse de la qualité des performances, accompagnée de manifestations émotionnelles. Dans ce cas, les émotions sont en général des comportements d'inadaptation. Les deux éléments – baisse de la performance et manifestation émotionnelle – sont fortement liés. Lors du passage de tests, on constate souvent qu'il serait tout aussi intéressant de pouvoir mesurer les réactions comportementales provoquées par leur réalisation. Certains sujets parlent, bougent sur leur chaise, se contractent... Mais l'évaluation que nous pouvons avoir du stress ne représente que certaines de ses caractéristiques, jamais la totalité.

Une caractéristique individuelle importante est la tolérance au stress, qui reflète le niveau de la capacité d'adaptation de l'organisme. Ces tests sont souvent utilisés dans un cadre professionnel pour recruter du personnel. Une situation stressante se produit fréquemment lorsqu'une tâche doit être effectuée sans tenir compte des stimulations sensorielles, éventuellement conflictuelles, reçues (ce que l'on appelle habituellement la résistance à la distraction). Pour mesurer la résistance du sujet, le procédé le plus direct consiste à lui faire exécuter une tâche, et à mesurer la baisse de performance lorsqu'il est exposé à des stimulations « distrayantes ».

Nous vous proposons maintenant de vous tester. Ce test de stress se compose de trois parties. Il s'agit de réaliser la meilleure performance possible dans un temps limité (7 secondes). Le temps constitue un paramètre important qui se retrouve dans les situations réelles de la vie.

Test de stress

• *Fiche exemple première partie*

Les trois premières figures se composent d'un cercle avec un point, d'un carré avec deux points, d'un triangle avec trois points.

Lorsque vous trouvez l'une de ces trois propositions, barrez-la d'un trait. Toutes les autres propositions, par exemple un cercle avec trois points, sont à barrer de deux traits. La première ligne est un exemple. Entraînez-vous sur la deuxième ligne en 7 secondes, puis prenez la fiche test première partie. Il y a sept lignes. Toutes les 7 secondes, vous devez passer à la ligne suivante.

• *Fiche exemple deuxième partie*

Lorsque vous trouvez un cercle avec deux points, un carré avec trois points ou un triangle avec un point, barrez-les d'un trait. S'il s'agit d'une autre proposition, barrez-la de deux traits. Entraînez-vous de nouveau sur la deuxième ligne de l'exemple, puis sur la fiche test seconde partie. Toutes les 7 secondes, vous devez passer à la ligne suivante.

• *Fiche exemple troisième partie*

Lorsque vous trouvez un cercle avec trois points, un carré avec un point ou un triangle avec deux points, barrez-les d'un trait. S'il s'agit d'une autre proposition, barrez-la de deux traits. Entraînez-vous de nouveau sur la deuxième ligne de l'exemple, puis sur la fiche test troisième partie. Toutes les 7 secondes, vous devez passer à la ligne suivante.

Fiches exemples

1ère partie

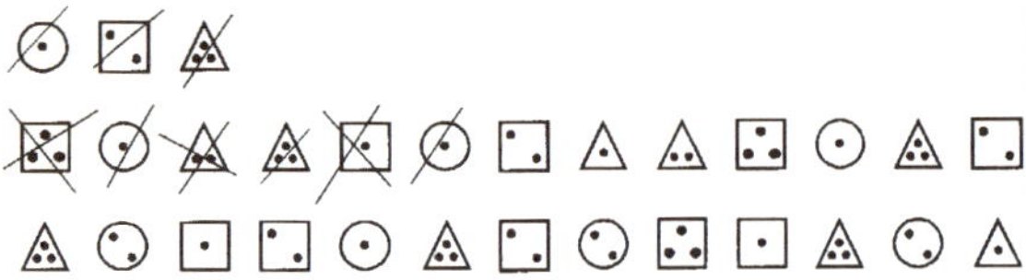

2ème partie

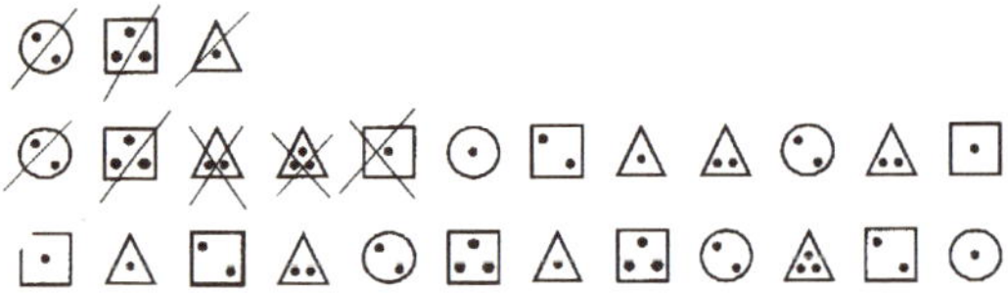

3ème partie

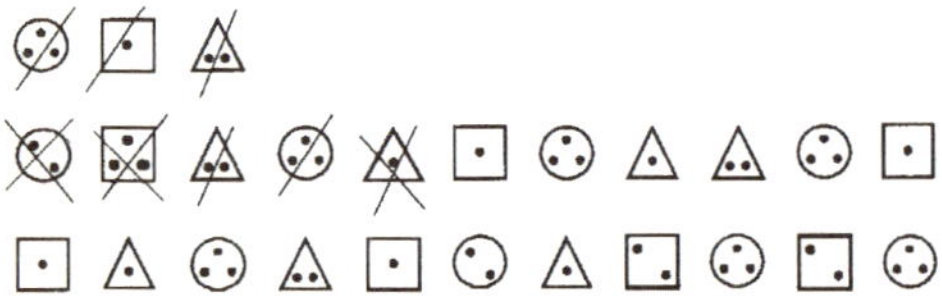

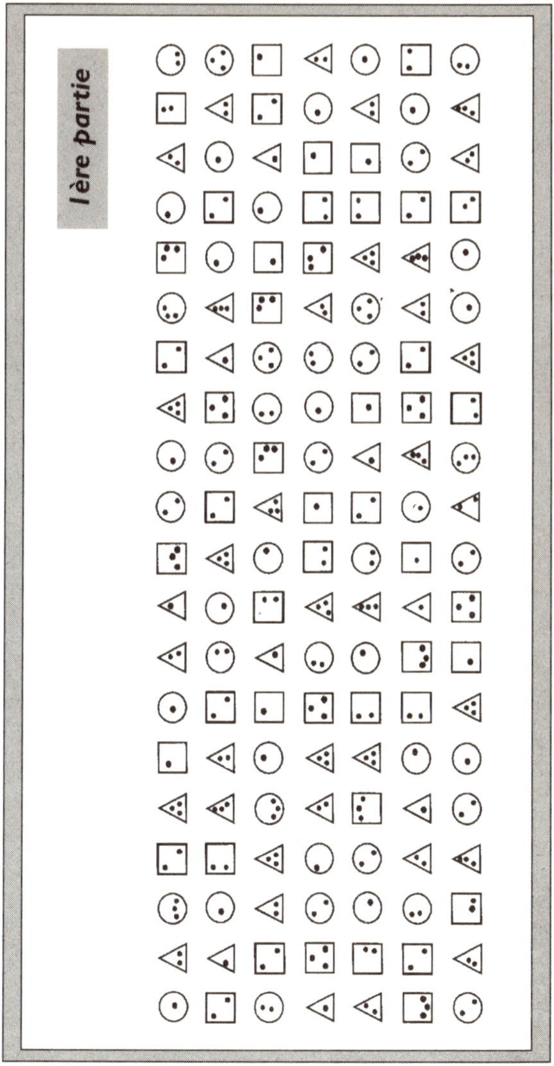
1ère partie

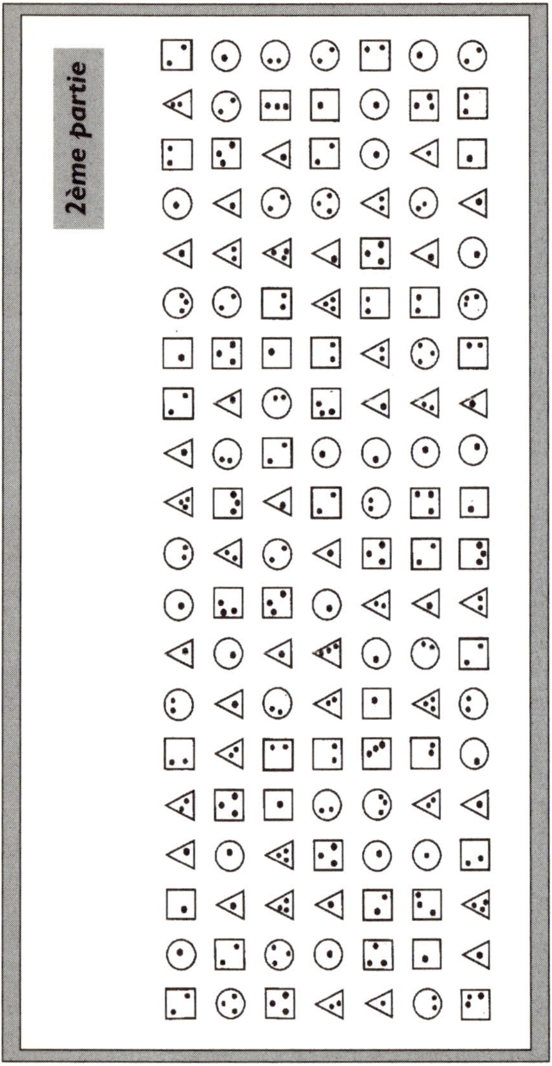
2ème partie

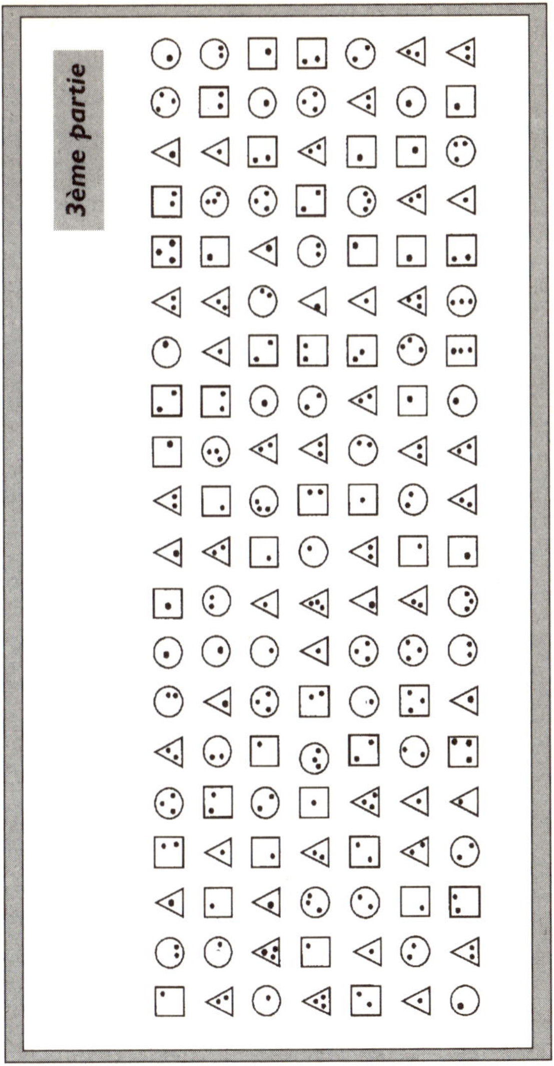
3ème partie

Résultats
Pour calculer votre score, comptez dans chacune des trois parties le nombre de réponses correctes et soustrayez-en le nombre d'erreurs. Vous obtenez trois totaux (I, II, III).
Pour obtenir le facteur de stress (St), réalisez l'opération suivante : St = (2 * I)/(II + III). Plus votre nombre sera petit, meilleure sera votre capacité à résister au stress.

Comme nous l'avons déjà précisé, ces tests ne sont que des indicateurs et ne recouvrent pas la totalité du stress et de ses effets.

Le stress dans la vie

Dans ces tests, l'interférence présente une première difficulté. La seconde provient de la limitation de temps. Le temps est un facteur commun à tous ces tests. Lorsque l'on veut stresser quelqu'un, on lui impose un temps limité. C'est le fameux "dépêche-toi" que l'on nous répète, ou même que nous nous répétons nous-mêmes.

L'emprise plus ou moins grande que peuvent exercer les événements sur nous dépendra de la manière dont nous vivons le temps. C'est notre capacité à gérer les rythmes qui nous environnent et nos propres rythmes, qui nous amènera vers un état de stress incontrôlé ou maîtrisé.

En arrivant le matin à mon bureau, lorsque je regarde mon carnet de rendez-vous, je peux avoir deux attitudes. Voyant la masse de travail à faire et peut-être quelques erreurs dans la programmation des choses à réaliser, je peux commencer à m'inquiéter en me demandant : «Comment vais-je pouvoir faire tout ceci cet après-midi ?». Peu à peu, je vais m'auto-conditionner pour mettre en place un état de stress. Or, je n'ai aucune idée de ce qui va réellement se passer dans l'après-midi. Par exemple, certains rendez-vous seront annulés par les personnes que je dois voir, et mon emploi du temps retrouvera de la cohérence. Je ne serai donc plus "pris par le temps" et pourrai bien faire tout ce que je souhaitais.

Dans ce premier cas, je ne vis pas dans le temps présent, mais dans l'avenir. Pour notre exemple, il s'agit d'un avenir assez proche (l'après-midi), mais du futur tout de même. Or, je ne connais pas le futur... On pourrait trouver un autre exemple dans lequel, cette fois-ci, je vis dans le passé. Je passe un moment agréable avec mon amie. Un mot, ou tout simplement une pensée, vient troubler ma sérénité. Je ne suis alors plus présent. Je rumine des pensées d'événements anciens. Je ne vis plus mon présent, mais mon passé dans le présent. Un moment agréable peut alors devenir un mauvais moment. Dans les deux cas, je vis au passé ou au futur dans le présent. Dans les périodes de stress, nous devrions nous poser la question suivante :

« Combien d'événements est-ce que je vis intensément dans le présent ? »

Lorsqu'elle a débuté son œuvre, Mère Thérésa, qui a marqué son siècle, disait que si elle avait regardé la misère qui l'entourait, les bras lui en seraient tombés et elle n'aurait rien pu faire. Elle n'a alors regardé que le pauvre qui était à côté d'elle. Elle s'en est occupée comme s'il était seul dans la misère. C'est ainsi que, peu à peu, elle a réalisé l'œuvre considérable que nous connaissons. Voici donc une attitude qui s'inscrit totalement dans le présent.

Certains vont se dire qu'ils ne sont pas capables d'actes héroïques, de grandes choses. Ne négligeons pas les petites qui sont à notre portée et qui sont tellement fécondes pour une revitalisation psychique. N'oublions pas que *«la patience obtient tout»**.

Si nous ne sommes pas encore capables de rester en paix face à des situations difficiles, commençons à nous efforcer de la garder dans des situations plus faciles de tous les jours. Faisons tranquillement et sans nervosité nos tâches quotidiennes en nous attachant à bien faire chaque chose dans le moment présent, sans nous préoccuper de la suivante, et nous éviterons un empressement excessif, même dans les gestes les

* Sainte-Thérèse d'Avila

plus simples, par exemple dans la manière de monter les escaliers... !

Les premières marches de l'escalier du bonheur peuvent très bien être celles de notre appartement !

Nous ne changerons plus notre passé, nous ne connaissons pas notre futur : la meilleure chose à faire est donc de vivre pleinement et le mieux possible notre présent.

Certains objecteront que c'est plus facile à dire qu'à faire, car comment maîtriser tous les rythmes qui nous entourent ?

Il est vrai que notre vie est cadencée par différents rythmes : les jours, les nuits, les saisons, les facteurs sociaux... Nous devons nous y adapter en permanence. Mais il y a aussi nos propres rythmes, rythmes internes biologiques, se traduisant par des comportements qui nous caractérisent. Chacun de nous a son rythme propre pour marcher, manger, parler... Ce rythme général est notre identité. Il ne peut changer, mais il est par contre adaptable. Chacun a un rythme de course qui lui convient. Si je cours avec quelqu'un qui a un rythme plus rapide ou plus lent que le mien, je serai gêné, je serai assez rapidement fatigué. Pour pouvoir courir le plus longtemps possible et avec le moins de fatigue, il faut courir à son rythme. Ceci ne veut pas dire que je ne puisse pas en changer.

Lorsque l'on s'entraîne, on suit trois règles. La première est *d'apprendre à bien connaître son rythme*. La seconde est de *s'entraîner à cette cadence*. La troisième est *de courir plus rapidement et plus lentement*. Ainsi, même si l'on a pas changé son tempo de base, on pourra s'adapter à tous les rythmes.

Il en est de même dans toutes nos activités : la meilleure manière de vivre le temps, c'est d'apprendre à connaître notre propre vitesse, de faire les choses à notre cadence le plus souvent possible et de s'habituer ensuite aux autres rythmes, différents des nôtres.

Pour maîtriser et s'adapter au temps, il vaut mieux se connaître soi-même.

Prenons un autre exemple dans le sport. Lorsqu'un sportif est en grande forme, il peut, par exemple, vous décrire dans le détail les 200 derniers mètres de sa course. Il vous dira qu'il avait l'impression de voir les choses au ralenti. Ceci est merveilleusement décrit par Carl Lewis* lorsqu'il évoque son 100 mètres dans le relais 4 x100 mètres américain, lors de la finale des Jeux Olympiques de Barcelone en 1992 : *« Je voyais chacune de mes foulées, chacun de mes gestes, comme s'ils défilaient dans ma tête au moment*

* Carl Lewis, athlète américain le plus titré au monde aux Jeux Olympiques, championnats du monde sur 100 m, 200 m et saut en longueur.

même où je les effectuais. C'était vraiment un instant de bonheur parfait. » Lors de cette course, le relais américain battait le record du monde.

La conscience de la situation est très profonde. En général, le temps est de très bonne facture... En revanche, lorsqu'il est nettement moins en forme, le sportif aura des difficultés à vous décrire ce qui s'est déroulé. Parfois, il pourra vous dire qu'il n'a rien vu, il était dans un tourbillon. Pourtant, il a passé plus de temps sur la piste... Ceci se constate dans beaucoup de sports, par exemple dans les sports collectifs où un sujet bien entraîné dit avoir vu les phases de jeu au ralenti. Dans ces cas-là, il a une grande maîtrise de la situation, de lui-même, du temps, du stress...

Le sport est souvent un concentré de situations que nous rencontrons dans la vie quotidienne.

Un autre exemple illustre les causes de ballonnement d'après repas qui ne sont pas toujours en rapport avec des difficultés alimentaires proprement dites. On peut souvent observer qu'il s'agit de sujets qui ne prennent pas le temps d'être pleinement dans la situation qu'ils sont en train de vivre, ici un repas. Ils peuvent manger et, en même temps, faire de nombreuses autres choses, ou penser à différents problèmes. Ils auront alors deux choix : prendre un cachet ou changer d'attitude.

Comme on peut le voir, le stress n'a pas pour origine que des situations complexes, mais il débute dans les actes de la vie quotidienne. De même, y apporter des réponses ne nécessite pas toujours une grande organisation. La maîtrise du temps est une affaire personnelle que nous ne devons pas négliger.

La vie est un tourbillon dont la cadence change perpétuellement, mais sans jamais être à notre propre rythme.

Maîtriser le rythme n'est pas toujours simple, surtout dans un environnement social. Notre temps est établi par les autres. Chacun trouvera une multitude de rythmes imposés dans le monde du travail. Mais nous pouvons également prendre un exemple dans le monde "culturel" que représente la télévision. Il y a encore peu de temps, le journal télévisé de 20 heures s'achevait vers 20 h 30 et le film débutait vers 20 h 35. Aujourd'hui, il se termine vers les 20 h 45, ce qui fait commencer le film entre 20 h 50 et 21 h, voire parfois plus tard. Nous ne discuterons pas ici ce qui motive de tels changements. En revanche, on constate que les personnes qui regardent le film du soir pour se détendre après une journée de travail, doivent se coucher plus tard si elles veulent en voir la fin.

Ces changements, s'ils ne sont pas obligatoirement source de stress, créent néanmoins une fatigue qui, sur-ajoutée à d'autres facteurs, peut en faciliter l'apparition. Il est évident que l'on ne peut modifier les programmes de la télévision. Un magnétoscope peut être une solution pour aider à mieux maîtriser son temps... Quelles que soient les solutions, chacun devra en prendre conscience et trouver les moyens pour s'adapter au mieux afin de prévenir le mieux possible le stress.

Notre présent, coincé entre un passé et un futur qui peuvent avoir une place prépondérante, peut, quant à lui, occuper une place des plus restreintes. Nous vivons alors le paradoxe d'un temps à la fois accéléré et infiniment long. Je peux ne pas vivre au présent des situations agréables en famille ou entre amis ; mes actions (par exemple « maintenant, il faut que je parte » alors que j'ai tout mon temps...) n'étant pas dans ce que je fais. Puis je peux passer de longs moments à ressasser des idées noires et, dans ce cas, le temps est très long.

La maîtrise du temps sera la troisième étape de notre régénération.

Sensation et tonus

Les sens

Les organes des sens sont nos ouvertures sur l'extérieur. Nous avons vu que le stress les réduisait considérablement.

Entre la sensation, qui est réception pure, et la production intellectuelle, qui est émettrice, il y aura un déséquilibre. Nous constaterons que les réceptions pures sont extrêmement pauvres, on sent moins bien les choses. En revanche, des idées ne cessent de tourner dans notre tête et nous empêchent parfois de dormir, mais la plupart du temps, sans grands résultats positifs.

Une action régénératrice aura pour objectif de rouvrir ces "portes d'entrées".

Il ne faudra négliger aucun de nos sens. Même si certains, comme le goût ou l'odorat, nous paraissent de moindre importance par rapport à la vue ou à l'audition, nous découvrons tous les jours des rôles qui, au premier abord, étaient cachés.

Sur le plan neuropsychologique, tous les sens activent de nombreuses structures du cerveau. Cette irradiation sensorielle doit être vue comme une source de jouvence. Mais pour qu'elle ait réellement ce qualificatif, c'est-à-dire pour qu'elle soit réellement purificatrice, elle doit être de qualité (pureté) et de quantité suffisantes. Ainsi, toutes les structures décrites préalablement ("psycho", "motrice") seront activées. Nous dirons alors que toute la boucle sensori-psychomotrice se trouve activée.

Nous donnerons quelques exemples d'exercices pour chacun des sens. Il faudra surtout retenir le but recherché à travers ces exemples. Ainsi, chacun pourra faire preuve de créativité et inventer les exercices dont il aura besoin. Les exercices ne sont pas longs. Il vaut mieux en réaliser un certain nombre, différents et de sens différents, plutôt que de s'acharner longtemps sur le même. On peut pratiquer ces exercices à tous les âges.

Mais avant de débuter, il faudra énoncer le principe essentiel pour un véritable éveil sensoriel : la sensation ne doit pas être intellectualisée. On n'interprète pas ce que l'on sent, on le reçoit simplement dans son corps. En d'autres termes, c'est "sentir sans penser". Au début, ceci n'est pas évident, mais c'est la condition *sine qua non* d'une véritable régénération.

Nous noterons que certains exercices peuvent se réaliser de façon relativement passive et d'autres lors de mouvements globaux d'une zone ou du corps. Passive ne signifie pas que rien ne bouge. C'est, par exemple, être assis et regarder un objet. Le corps est relativement immobile. Même si les muscles oculaires et la tête peuvent bouger, il ne s'agit pas de grands mouvements.

Lors des mouvements globaux, la zone sur laquelle nous nous concentrons peut exécuter des mouvements. Tout le corps peut également être en mouvement et, en général, le tonus est aussi mis en jeu.

Le sens du toucher

La zone est étendue puisqu'il s'agit du corps entier. Il y a d'innombrables récepteurs (nerfs sensitifs) permettant la réception des messages tactiles. L'épiderme en possède à lui seul plus de soixante-dix kilomètres.

Les différents massages sont plus où moins profonds, de l'effleurement au massage, des piqûres aux caresses. Il y aurait beaucoup à dire sur la rencontre avec l'autre à travers le toucher, mais ce sujet a déjà été développé dans de nombreux ouvrages. Depuis le toucher de la mère à la naissance de son bébé, et même avant grâce à l'haptonomie*, qui met en évidence la relation établie par le toucher entre la mère et le fœtus, jusqu'à plus tard... la rencontre de deux êtres. Ceci étant merveilleusement exprimé par Platon : *« L'amour qui naît dans le toucher d'une autre personne finit par embrasser l'univers ».*

Nous évoquerons ici la tactilité qui permet un retour sur soi, une réunification. Les exercices ne sont donc pas des rencontres avec l'autre, mais avec soi-même.

- Allongez-vous et fermez les yeux. Cherchez la posture qui vous convient le mieux. Commencez à vous concentrer sur la sensation consciente de la posture dans laquelle vous êtes.
- Sentez le poids du corps sur le sol, la pression par le contact des différentes zones corporelles.
- Sentez votre orteil, votre pied, l'articulation de la cheville, la jambe jusqu'au genou, puis la cuisse jusqu'à la hanche.
- Sentez le volume de vos muscles. Sentez-les se décontracter. Puis passez à l'autre jambe.
- Sentez votre bassin qui se détend. Sentez les os et la musculature du bassin ainsi que les organes du bassin et de l'abdomen (intestins, reins, estomac, foie...).
- Sentez la musculature lombaire, le coccyx, le sacrum et les vertèbres lombaires.
- Sentez votre buste, la musculature et les os, le devant, les côtés et l'arrière, ainsi que l'intérieur (cœur, poumons...).

* Haptonomie : science de l'affectivité

- Sentez un bras, les os et les muscles, depuis le doigt jusqu'à l'épaule. Puis passez à l'autre bras.
- Sentez le cou qui se détend, les os et les muscles.
- Sentez l'ensemble de votre tête qui se repose, le visage qui se détend : le menton, les mâchoires, les lèvres, les joues, le nez, le front, les paupières, les yeux.
- Sentez les muscles du crâne.
- Sentez l'intérieur de la tête, le cerveau..., le palais, la langue, les gencives, les dents.
- Sentez l'unité de votre corps au repos, détendu. Il s'agit d'une impression d'ensemble.

Dans l'état de relaxation qui est provoqué, le jeu sur la tonicité (diminution des tensions) permet d'activer les sensations. Nous avons évoqué lors du stress une dérégulation tonique. La relaxation, quant à elle, permet une re-régulation tonique, c'est-à-dire un juste équilibre tonique par l'élimination des tensions. Ces modifications produisent globalement des sensations dans le corps entier.

Il y a également des modifications de certains paramètres du système nerveux autonome (pouls, température...). La concentration sur ces sensations met en jeu la voie des entrées d'informations en provenance des organes internes. Nous entretenons par ce travail des connections venant des informations internes.

- Inspirez par les narines en sentant le parcours de l'air.
- Sentez le mouvement au niveau du thorax imprimé par la respiration.
- Expirez lentement par la bouche, les lèvres retenant le souffle.
- La respiration doit se faire sans intervention de pensées.

Après ce travail sur soi – travail régénérateur car réunificateur – on se concentre sur des sensations capturées dans le monde environnant.

- Avec les mains, essayez de sentir différents contacts, lisses, rugueux, doux... différentes matières (la terre, le sable...). Les doigts peuvent également se toucher mutuellement.
- Plus activement, bougez les mains (et les doigts), les bras.
- Ressentez les effets du mouvement, l'air sur la peau...
- Sentez les sensations que provoquent les muscles, les tendons, les os qui bougent. Les mouvements peuvent varier : lents, puis plus rapides, amples, puis plus réduits...
- De même, au niveau des pieds (nus), sentez différentes textures (moquettes, carrelages, parquets...), différents objets (durs, mous, petits...). Marchez dans la terre, dans le sable...
- Activement, marchez en variant la façon de poser les pieds (talons, pointes, plantes, intérieur, extérieur, en avant, en arrière).
- Exercez différentes pression du corps sur les appuis, changez les positions du centre de gravité, jouez avec les déséquilibres.
- Sentez les articulations, genoux, hanches, les attaches des tendons sur les os, les muscles qui se relâchent et ceux qui se tendent.

- Fermez les yeux et détendez les muscles du visage, puis concentrez-vous sur les différentes zones et les sensations de l'air... Ceci est aussi valable pour le cuir chevelu.
- Pour le corps entier, utilisez dans votre salle de bain des jets d'eau.
- Activement (comme les enfants aiment le faire), vous pouvez rouler sur un champ en pente. Imaginez différents mouvements, comme se mettre en position fœtale en se tenant les genoux et rouler sur la colonne vertébrale (sur un sol plat).
- Dans un mouvement global, la course par exemple, ressentez les sensations produites par les mouvements. Là aussi, les modifications de tonicité engendrent de nouvelles sensations.
- Comme pour la marche, concentrez-vous sur les sensations des appuis au sol, sur l'air qui passe sur le visage, sur les mains et sur le corps, sur les articulations, les muscles...

L'œil

- Asseyez-vous devant un arbre. Regardez son feuillage et laissez-vous pénétrer par les différentes couleurs, puis par les éventuels mouvements. Ceci doit se faire lentement avec calme.

Pour trouver des couleurs différentes, on peut évidemment rester à l'endroit où l'on se trouve. Notre monde n'est pas en noir et blanc. Mais si nous avons pris l'exemple d'un arbre, c'est pour la grande variété de tons de couleurs. Il y a la quantité, mais aussi la qualité propre à la nature.

On pourrait regarder le mur en couleur de sa chambre ou de son bureau, mais est-ce comparable ?

- Faites la même chose avec un tableau. N'analysez pas ce qu'il représente, mais laissez-vous bercer par la mélodie des couleurs.
- Face à une sculpture, laissez-vous entraîner par les courbes. Consciemment, réalisez des mouvements avec les yeux. Ils peuvent suivre le dessin imaginaire d'un huit couché. Essayez de sentir ce que ces mouvements provoquent au niveau de la vue, des yeux, des muscles oculaires..., les sensations agréables et désagréables...
- Tentez de vous concentrer, les yeux ouverts, et de regarder avec l'un, puis avec l'autre. Au début, on peut faciliter l'exercice en plaçant un cahier verticalement contre le front entre les deux yeux.

La médecine chinoise accorde une importance aux couleurs. Nous pourrons, par exemple, ainsi conjuguer les couleurs de notre assiette :

- Le *vert* de bon nombre de légumes est l'expression naissante des énergies et stimule l'expansion et l'activité, contribuant à améliorer la fonction digestive, la circulation du sang et la sexualité.
- Le *rouge* (viandes, charcuteries, fruits et légumes) a des vertus tonifiantes, extériorisantes, voire excitantes.
- Le *jaune*, le *brun* ou l'*orangé* (céréales complètes, féculents, viandes cuites, fruits et

légumes) sont des couleurs neutres, stabilisantes et régulatrices.

- Le *blanc* (laitages, fruits, légumes, viandes blanches, poissons) renforce les organes : poumons et gros intestins.
- Le *noir* (fruits, légumes) tonifie le sang et les énergies fondamentales.

Les oreilles

- Assis ou allongé, les yeux ouverts ou fermés (fermez-les pour mieux vous concentrer), écoutez les bruits environnants. Comme dans le cas de notre premier exemple, la nature nous offre une multitude de sons non agressifs.
- Dans une forêt, écoutez le bruit des branches qui se balancent, le bruissement de feuilles, les oiseaux qui s'envolent...
- En forêt, à la mer, à la montagne, les sons peuvent être très doux, peu légers, mais également plus violents, comme des vagues qui se brisent sur une falaise ou le vent dans les arbres.
- La musique nous berce et les choix sont illimités. N'hésitons pas à rechercher des musiques que nous ne sommes pas habitués à écouter.
- Nous pouvons nous efforcer à écouter d'une oreille, puis de l'autre.

La nourriture peut nous fournir une palette illimitée d'expériences. On évitera les mélanges afin d'avoir une idée plus juste des différentes saveurs.

Mangeons-nous trop de ceci ou de cela ? Il n'est pas toujours simple de suivre la seule voix de tel ou tel diététicien tant les modes changent. En revanche, nous mangeons trop souvent de façon mal équilibrée. Cette notion d'équilibre était notre point de départ lorsque nous avons décrit la boucle sensori-psycho-motrice, l'harmonie qu'éprouve un individu se jugeant dans l'équilibre entre les trois étages ("sensoriel", "psycho" et "moteur"). Afin de ne pas transformer cet ouvrage en cours de diététique, nous vous suggérerons la lecture des principes de Sainte-Hildegarde*. Vous suivrez ainsi notre cheminement afin d'améliorer les connaissances et de développer l'envie d'apprendre.

L'intérêt que nous trouvons chez Sainte-Hildegarde réside dans le fait que la nourriture ne s'arrête pas aux seules considérations matérielles : physiques, biochimiques ou biologiques. Elle place l'homme dans sa dimension trinitaire : *corps, esprit, âme*. L'importance de la purification

* voir bibliographie

du corps est un point de départ de cette recherche d'harmonie.

Pour la médecine chinoise, à chaque couleur correspond une saveur : cinq couleurs et cinq saveurs déclenchent l'arrivée des sucs gastriques spécifiques permettant l'assimilation des aliments. Elles ont pour fonction de stimuler énergétiquement les organes.

C'est l'estomac qui accueille en premier toutes les saveurs. Il les distribue aux différents organes :

① La *saveur acide* (vert), qui tonifie, vers le foie et la vésicule biliaire. Mais attention, l'excès d'acides nuit aux muscles et à l'estomac.

② La *saveur amère, ou aigre* (rouge), nourrit le cœur et l'intestin grêle. En excès, l'amertume nuit au cœur, s'attaque aux poumons, dessèche la peau et favorise l'apparition des rides.

③ La *saveur piquante* (blanc) nourrit les poumons et le gros intestin. Elle disperse, diffuse, humidifie et favorise la sudation, ouvrant les pores de la peau. Elle agit aussi contre la constipation et favorise l'expansion lorsqu'on a une sensation de lourdeur, de stagnation dans le corps. Elle soutient ainsi le foie. En excès, elle blesse les poumons et la peau, s'attaque au foie, engendrant éventuellement irritabilité, insomnie et tensions musculaires.

④ La *saveur salée* (noir) nourrit les reins et la vessie. Elle tonifie avant de disperser. Circulant dans le sang, elle ramollit, attendrit, modère et atténue la douleur. En excès, elle peut épaissir le sang et perturber ainsi la circulation sanguine. Elle est à éviter en cas de déficience sanguine, impression de faiblesse générale, sensation de tête lourde...

⑤ Nous finirons par la *saveur douce, ou sucrée* (jaune), qui nourrit la rate et le pancréas. Elle disperse, harmonise, équilibre, détend, relaxe. Elle permet de calmer les angoisses. Mais l'excès de sucre fatigue et ramollit en ralentissant la circulation de l'énergie. Il blesse les chairs et peut entraîner des douleurs osseuses. Il peut nuire aux reins, qui ont besoin d'être toniques et non relâchés.

La connaissance des saveurs permet d'établir un équilibre alimentaire. Lorsqu'un organe est déficient, il vaut mieux diminuer dans sa nourriture l'apport de la saveur « aïeule ». Il faudra diminuer le piquant quand on a mal au foie, le salé en cas de problèmes cardiaques et/ou circulatoires, l'acide en cas de maux d'estomac, l'amer en cas de problèmes de peau ou de troubles respiratoires, le sucré lorsque les reins et/ou la vessie sont fatigués.

La cuisine n'a pas qu'un intérêt gustatif, mais elle implique aussi les quatre autres sens. L'odorat, bien sûr, et nous y reviendront. Les couleurs, des aliments éveillent le sens visuel, comme indiqué prédécemment. Malaxer la pâte, par exemple, mettra en éveil le toucher. Lorsque la cuisson débute, on écoutera frémir, bouillir...

L'odorat

Nous connaissons mieux aujourd'hui l'importance des odeurs. Par exemple, on a démontré avec quelle finesse un bébé pouvait reconnaître sa mère par son odeur. De nombreuses études ont révélé le rôle apaisant d'un simple mouchoir "imbibé" de l'odeur de sa mère. Les animaux nous aident également à comprendre le rôle que pourraient avoir les odeurs chez l'homme, même dans les relations affectives. Certains vont jusqu'à leur attribuer une implication majeure dans le coup de foudre... D'ailleurs, les circuits neuronaux qui traitent les émotions sont sollicités dans le traitement des odeurs...

Peu à peu, les recherches montrent que les odeurs influencent des états psychologiques comme l'humeur, les sentiments, la concentration mentale et le degré de stress et d'anxiété.

D'autres expériences ont prouvé que la synchronisation des cycles ovariens de la femme relevait d'une influence phéromonale*.

Senteur des essences d'arbres, de l'embrun marin, de la cuisine, nous pouvons à tout moment prendre le temps et mettre en éveil la sensation des odeurs : sentir simplement la respiration, l'air qui entre et qui sort par les narines...

Le sens commun

Chaque sens externe est adapté uniquement à sa sensibilité propre. L'œil peut seulement voir, l'oreille entendre, le toucher sentir... Mais il existe un sens capable de centraliser toute la connaissance sensible, qui nous permet non seulement de sentir, de voir, d'entendre, de toucher..., mais aussi de « sentir que nous sentons » (percevoir que nous voyons, entendons...). C'est le sens commun, qui saisit les propriétés communes des sensations, par exemple le mouvement. Il est à la fois conscience des sensations et de leurs différences, et il manifeste dans la diversité des sensations l'unité du sujet. Ce n'est pas

---

* Phéromones : signaux chimiques de communication animale. Les phéromones émises par un individu influencent le comportement d'autres animaux et/ou leur physiologie.

une simple pensée immatérielle ; nous ne percevons pas notre unité séparément en elle-même : elle est sentie dans l'existence, dans la vie des sensibles*. C'est pour cette raison que notre régénération, qui repose sur notre unité, s'appuie sur les informations recueillies par nos organes des sens dans notre environnement. Le sens commun s'applique nécessairement aux sensibles propres reçus du monde extérieur. L'homme n'est pas un pur esprit : il est corporel.

Cette recherche sur la sensation est le début de notre seconde étape : apprendre.

* Les sensibles sont les objets matériels que l'on peut percevoir par les organes des sens.

L'envie d'apprendre

L'ouverture au monde

Les données sensibles (informations extérieures) sont "éclairées spirituellement" par l'intelligence, qui cherche à savoir ce que sont les choses perçues. Lorsque j'écoute un professeur ou lorsque je lis un livre, je perçois pour comprendre. C'est par sa propre lumière spirituelle que l'intelligence saisit les réalités perçues par les sensations.

L'homme connaît par ses sens et par son intelligence : j'ai conscience de voir, d'entendre, d'apprendre. La conscience accompagne le déroulement de mon existence dans le monde, et son éveil est inséparable de la sensation. Cette conscience psychologique immédiate est la lumière immanente de notre vie. Elle peut être en même temps l'objet d'une observation intérieure qui conduit à la connaissance de soi.

Sur le plan neuropsychologique, la sensation est le point de départ de toute la chaîne des informations qui passeront de structures en structures, suivant la boucle sensori-psychomotrice. Cette boucle nous montre comment notre organisme apprend.

Ce travail sur la sensation nous incite à nous étudier nous-mêmes. Ce retour sur nous-mêmes nous propose une réponse à la question que nous pourrions nous poser en lisant le titre de ce chapitre : qu'est-ce qu'apprendre ? Il s'agit avant tout d'apprendre à se connaître soi-même.

Mais ne nous trompons pas : ce retour sur soi-même n'est pas un repli sur soi. C'est la fermeture de nos organes des sens qui entraîne ce repli. En revanche, nous proposons une ouverture maximale de nos systèmes sensoriels. Le fait de porter notre attention sur ce qui nous entoure nous dévoile nos propres richesses.

Dans l'exercice de l'arbre, nous saisissons mieux notre environnement naturel en apprenant simultanément à connaître nos sensations. Et dans le prolongement de la nature, il y a la culture. Cette dernière est alors envisagée dans un double but : tout d'abord, de tirer partie des ressources de la terre, puis, pour l'homme, d'utiliser sa liberté pour devenir ce qu'il doit être.

Les problèmes ne sont pas des météorites provenant de galaxies lointaines ; ce sont les péripéties de la vie. Dans les états de stress, nous recherchons des thérapies pour nous aider à nous sortir de ces impasses. Quels que soient nos choix, il est important de se rappeler qu'un moment de relaxation, d'entretien... est une aide dont on ne doit pas se priver : la meilleure thérapie sera celle de la vie. C'est-à-dire appliquer, à partir du fonctionnement d'un individu stressé, une nouvelle dynamique de fonctionnement dans la vie de tous les jours.

Nous avons vu que le stress nous pousse à un certain immobilisme. Il faut donc apprendre à passer à l'action pour lutter contre cette inhibition de l'action.

JTAR

Pour vaincre la fatigue, il faut le travail et l'action (Vittoz 1991). Nous pourrions résumer ce propos dans la formule : « appliquer le JTAR au quotidient ». Ce sigle est la caractéristique essentielle du sport de haut niveau et signifie *Jouer, Travailler, Automatiser, Réaliser.*

Jouer : chaque sport débute par le jeu. Avant de s'inscrire à une course sur route ou un cross, on a couru dans la cour de récréation pour jouer à chat perché. Dans le sport de haut niveau, comme par exemple le football professionnel, vu le nombre d'entraînements et la difficulté croissante de la charge de travail, on s'éloigne peu à peu des jeux de ballon entre amis des terrains vagues. Pourtant, pour faire passer leurs messages, les entraîneurs s'efforcent de trouver des exercices à réaliser sous forme de jeux.

Travailler : même si, au début, on joue, il faut travailler énormément pour progresser.

Automatiser est un point capital de l'apprentissage. Il s'oppose au conditionnement, qui est une série de gestes ou de comportements appris "par cœur".

Enfin, *réaliser,* car le sport est caractérisé par le passage à l'action, la réalisation. C'est la réalisation dans le corps d'un projet mental, et donc la réalisation de soi.

Le JTAR s'applique à tous les sportifs, du débutant jusqu'au professionnel, mais également au non sportif. Le film "Karaté Kid" montrait bien cet aspect :

Un jeune garçon demande à un maître du karaté de lui enseigner cet art. Pendant des semaines, le vieux maître lui propose de peindre la palissade, de laver et lustrer les voitures... Le jeune garçon est complètement dépité et ne comprend pas très bien le rapport entre ces activités et le karaté. C'est alors que le maître commence son enseignement.

Le jeune garçon découvre que toute la technique du karaté est composée de "morceaux" de ces gestes qu'il a répétés en peignant, en lavant, en lustrant... Il les réalise avec d'autant plus de facilité qu'il les a automatisés.

Cet exemple démontre parfaitement notre illustration du JTAR. Jouer sportivement, c'est aussi travailler (peindre), automatiser (intégrer en répétant les gestes), pour enfin réaliser nos projets.

Même si la pratique régulière d'une activité physique est profitable, on peut déjà concevoir sous cet angle des efforts sportifs dans la vie quotidienne. Car si le stress commence dans la tête, il se termine dans le corps. Un stress qui ne serait que dans la tête n'existe pas.

On peut opter pour une vie sédentaire, mais trouver tous les jours des moyens de faire autrement, pour que les gestes simples deviennent des gestes profitables.

Dans la vie quotidienne, si nos activités s'harmonisent avec les lois physiologiques, elles auront un retentissement beaucoup plus conséquent sur nos performances : faire son ménage avec moins de fatigue, laver sa voiture plus vite...

Classiquement, les moyens pour entretenir ou améliorer le système cardio-vasculaire sont aux premières loges des recommandations de santé publique. Faire du vélo, de la natation, du jogging, de la marche... sont des activités d'endurance proposées. Certes, il est important d'entretenir ce système, mais il est une capacité opposée qui, pourtant, est d'une importance capitale : la vitesse. Car justement, avec l'âge, la vitesse est la composante qui se dégrade le plus rapidement. Si l'on comprend que globalement, sur une journée au travail ou à la maison, les tâches sont réalisées sur un mode aérobie, on devrait prendre conscience de la rapidité de beaucoup d'autres : prendre le téléphone, se baisser pour ramasser le stylo de votre collègue de travail, se lever de sa chaise pour dire bonjour... Pour toutes ces raisons, nous ne devrons pas négliger l'aptitude vitesse.

On imagine souvent que le fait de "bien bouger" est un bon travail pour les muscles. Mais l'exercice est bon pour tout l'organisme, ses muscles, mais aussi sa tête, sans oublier sa charpente qui est toute la structure osseuse. En effet, l'exercice qui implique une certaine résistance permet une meilleure construction osseuse. On sait aujourd'hui qu'elle ne se produit pas en l'absence de stress physique sur l'os.

Donc, dès que l'on évoque la forme physique, vous pensez à aller faire un footing, prendre votre vélo, vous inscrire dans une salle de "gym" ou tout autre activité sportive. Chaque jour, vous accomplissez un certain nombre d'activités.

Même si ces activités d'homme moderne ne sont plus de la même intensité que celles de nos lointains ancêtres, elles existent néanmoins. Au travers de nos activités les plus simples, nous pouvons quotidiennement obtenir une certaine tonicité des muscles, une certaine condition physique. Et même si vous pratiquez déjà une activité, une à deux heures de sport ne doivent pas vous dispenser de rechercher une certaine dynamique tout au long de la journée. La bonne condition physique peut être vue comme un réservoir d'énergie qui permet d'accomplir les activités quotidiennes, professionnelles, domestiques et de loisir sans accumuler de fatigue. Gardez à l'esprit que la santé de votre cerveau est étroitement liée à celle de votre corps. Autrement dit, la moindre activité physique, si elle est bien faite, “fait du bien” à la tête. L'harmonie entre le physique et le psychique sera d'autant meilleure que le geste sera contrôlé et juste.

Vous pouvez donc commencer dans la vie de tous les jours. Mais tout dépend de la manière dont vous faites les choses. Toute la journée, vous marchez, vous vous asseyez, vous vous levez, vous fléchissez vos genoux pour ramasser des objets. Quel meilleur sport pourriez-vous trouver et feriez-vous aussi longtemps ?

Bien évidemment, pour être profitables, toutes ces activités quotidiennes doivent répondre à un certain nombre de règles.

Des règles pour une bonne activité

Trois règles principales devraient être "l'alpha" de notre recherche d'harmonie corporelle et psychologique :

- La *sensation* et la *concentration* évoquées auparavant.

- La *volonté* : on ne fait pas les choses à moitié. Poser un acte de volonté, c'est s'engager tout entier.
  La volonté n'est pas une idée s'ajoutant à une autre, c'est une énergie intérieure que nous déclenchons par une décision. La volonté est une force de l'esprit ; d'elle dépendra tout le travail sur nous-mêmes.

- La *règle des postures* : nous bougeons toute la journée, mais souvent, nous bougeons mal. Notre posture n'est pas bien équilibrée, on respire mal, on a mal au dos...
  Cette recherche de la posture équilibrée débutera par un travail sur le bassin. Le placement du bassin en rétroversion est d'une importance capitale. Nous rappellerons que chez l'adulte, c'est dans cette région osseuse que se concentre la capacité de régénération sanguine.

Comment parvenir à des postures équilibrées ?

Mettez-vous debout, les pieds serrés, les jambes tendues. A aucun moment, vous ne devez plier les genoux. Rentrez votre ventre sous la ceinture en penchant votre buste vers l'avant. Les fesses partent alors en arrière. Faites passer le bassin vers l'avant, ce qui entraîne un mouvement de redressement du tronc. Pour vérifier si la position est correcte, observez que les jambes sont tendues, les fesses dures, les abdominaux un peu contractés, le buste ni trop à l'avant, ni trop à l'arrière, à chacun de trouver sa position à ce niveau. Le plus important est d'avoir le sentiment que si on laisse tomber le corps entier raide comme un manche à balai, on va automatiquement bien partir sans cassure du buste vers l'avant et des fesses vers l'arrière. Au départ, la démarche ressemble à celle d'un robot. Il faudra bien pousser sur les pieds.

Grâce à la tonicité du bassin, détendez le haut du corps. Les épaules plus libres permettent d'éliminer les tensions de la nuque et du dos. Ainsi, la respiration sera plus ample.

Vous pourrez ainsi acquérir des postures équilibrées dans les différentes activités de la vie quotidienne. L'originalité de ce type de travail vient du fait qu'il s'adresse à tous, au non sportif comme au sportif professionnel.

Lorsque Jacques Piasenta, l'entraîneur de Christine Arron*, parle des progrès qu'elle doit encore réaliser, il nous dit : « *Elle doit surtout assimiler une seconde nature : placer son bassin.*

* Championne d'Europe du 100 m en athlétsime.

Elle améliorera ainsi sa technique » (notamment le départ...).

On pourrait se demander pourquoi il est si difficile de garder cette harmonie. Le mouvement humain n'est pas une succession de pièces osseuses, musculaires, matérielles qui s'agitent mécaniquement autour des divers axes. Nous avons vu que ce mouvement est influencé par l'ensemble de ce qui se passe dans la tête et dans le corps de chacun de nous. De même que la posture peut se dégrader, de même nous pouvons l'entretenir.

Tous les jours, nous devons marcher et ramasser différents objets, nous fléchir, le bassin toujours placé.

- Pour faire notre lit, nous plierons les jambes. Le dos sera soulagé et nous nous musclerons les cuisses et les fessiers. Replaçant les couvertures et les draps sous le matelas, nous mettrons un genou, voire les deux, au sol en avançant le bassin.
- Pour faire le ménage sans s'abîmer le dos et en se musclant, passez l'aspirateur en pliant les jambes en fente avant, tel un escrimeur. Ainsi, les fessiers, les abdominaux et les quadriceps travaillent. L'exercice de marche en fente avant est d'ailleurs un exercice de renforcement musculaire dans le cadre de la préparation physique des sportifs (coureurs à pied, par exemple).

- Lorsque vous devez déposer un paquet à la cave, ne gardez pas les jambes tendues. Pour soulever la charge, baissez-vous en serrant les fesses et en avançant votre bassin, comme si vous vouliez vous placer dans des starting block. Si vous devez porter votre enfant, évitez de le tenir sur votre flanc. Le déhanchement inévitable qui s'en suivra est très mauvais pour la colonne vertébrale.
- Sachez que 7 sur 10 des accidents du travail déclarés concernent des problèmes de dos. Dans votre journée de travail, essayez de trouver des moments pour continuer à entretenir vos muscles, notamment ceux du dos.
- Assis au volant de votre voiture, vérifiez comment sont positionnées vos lombaires. Les fesses sont relâchées, le bas du dos s'écrase contre le siège. C'est normal, vous êtes fatigué, donc moins tonique. A un feu rouge, contractez les fesses en avançant légèrement le bassin. Les lombaires décollent très légèrement du siège.

Dans la vie quotidienne, nos activités s'inscrivent globalement dans un registre aérobie. Pourtant, certains gestes que nous effectuons sont purement explosifs ou balistiques. Lorsque vous entendez votre téléphone portable sonner, vos gestes s'accélèrent. Mais alors que dans ses séances de vitesse, le sprinter réalise par exemple un 50 mètres et récupère quelques minutes, puis le répète un certain nombre de fois, nos gestes sont eux aussi souvent répétés sans temps de récupération. Pour le coureur, il s'agit de vitesse pure, mais nous ne travaillons pas notre vitesse pure. Pourtant, la notion de vitesse est importante car avec l'âge, nos gestes sont de moins en moins rapides.

Les gestes que nous effectuons quotidiennement ne sont donc pas non plus purement de l'endurance.

Ainsi, dans la vie de tous les jours, nos comportements sont un combiné de ces deux aptitudes que nous appellerons l'endurance-vitesse. C'est cette dernière qu'il vous est conseillé de développer au quotidien.

> Si vous devez prendre un escalator, un tapis roulant (pour prendre le métro, par exemple) ou un ascenseur, profitez-en pour vous exercer. Prenez l'autre file et marchez ou montez les escaliers bassin placé, en poussant bien sur vos mollets. Vous allez ainsi tonifier vos cuisses et les affiner. Les montées d'escalier (en footing, en sprint, en bonds...) sont des exercices réalisés régulièrement par les sportifs.

Avoir une marche bien équilibrée permet de tonifier l'ensemble du corps. Sur un nombre limité de fois, il s'agit d'un exercice de vitesse gestuelle. Comme lorsqu'on se baisse le bassin placé, monter et descendre les escaliers le bassin placé ne peut se faire qu'à un petit rythme. Un sportif dirait qu'il n'y a pas de faux rythme. Cette posture vous contraint à une certaine vitesse de mouvement. Répété de nombreuses fois, l'exercice devient un véritable exercice d'endurance.

L'unité retrouvée

Tous les exercices ont pour effet :

- le début de la prise de conscience de soi,
- la maîtrise du corps et des facultés corporelles,
- la détente des différents systèmes : nerveux, musculaire...,
- l'objectivité des impressions,
- l'enrichissement personnel par l'affinement du pouvoir réceptif.

Pour notre recherche d'éveil sensoriel, la nature est une source illimitée d'informations. En apprenant à mieux voir, mieux écouter... on apprend à apprendre.

De l'unité issue du sens commun, nous avons conscience de nous-mêmes, de nos propres possibilités. Ainsi apparaît un besoin de connaître plus : connaître mieux notre arbre, comme le petit prince voulait mieux connaître sa rose.

Nous pouvons rechercher à mieux connaître ce que nous avons appris par nos sens. Il ne s'agit pas de préceptes appris par cœur, mais d'une recherche personnelle de quelque chose que l'on a commencé à vivre dans son corps. On aura parfois la surprise de vouloir s'intéresser à un sujet que l'on voulait nous inculquer quelques années auparavant et que nous avions, à l'époque, rejeté. Il s'agissait alors d'une donnée intellectuelle sans lien avec nos perceptions, notre vécu intérieur, donc sans sens...

A partir de la nature, chacun pourra développer un prolongement dans l'envie d'apprendre, dans la culture.

Pour mieux connaître des œuvres d'art, des monuments, la musique, les religions... on pourra faire des recherches personnelles grâce à des livres, des rencontres, etc. Mais chercher à comprendre est une démarche personnelle qui nous fait prendre du recul. Nous pouvons ainsi nous forger une idée plus juste, car plus large. Ce ne sont pas des informations diffusées par un média quelconque, et donc déjà "raffinées".

En début de cet ouvrage, nous avons comparé l'information à la nourriture. Or, nous savons bien que des aliments trop raffinés n'apportent plus l'énergie requise par l'organisme : des carences en résulteront inévitablement, et donc de la fatigue... De même, lorsque nous apprenons, un excès d'informations "raffinées" n'apporte plus à l'homme ce dont il a besoin : la conscience des choses et un cheminement intellectuel à travers la réflexion. Comme le disait Platon, il faut aller au vrai de toute son âme. La connaissance de la réalité s'effectue dans la lumière de l'intelligence, qui est mue par la volonté.

Nous pourrions penser que nous nous en éloignons. Or, le fait de vivre des moments où l'on vibre avec un environnement naturel, culturel, spirituel, crée des liens avec notre propre nature humaine. Ainsi, par l'apprentissage, nous devenons à notre tour créateurs.

Nous créons alors des liens. Mais le stress, en nous isolant du cours de la vie, nous fait nous questionner sur le sens de notre vie. Parce qu'ils nous re-situent dans une nature et une culture, ces liens nous invitent à retrouver ce que nous sommes par essence : des êtres qui apprennent.

Les visions poétiques d'Hildegarde de Bingen* illustrent parfaitement ces propos : *« L'homme a en lui trois sentiers (trois voies ou manières d'être). L'âme, le corps et les sens, et c'est par eux que la vie s'exerce. L'âme vivifie le corps et entretient la pensée, le corps attire l'âme et manifeste la pensée, mais les sens touchent l'âme et flattent le corps. Car l'âme donne la vie au corps, comme le feu fait pénétrer la lumière dans les ténèbres, au moyen de deux forces principales qu'elle possède : l'intelligence et la volonté, qui sont comme ses deux bras. Non que l'âme ait deux bras pour se mouvoir, mais parce qu'elle se manifeste par ces deux forces comme le soleil par sa splendeur. »*

---

* In Régine Pernoud, 1995

Dans notre perspective d'étapes de régénération, cette soif d'apprendre, avec comme point de départ la sensation, nous introduit à notre troisième étape, celle du temps. Comme le souligne Yehudi Menuhin : *« C'est bien la culture qui permet à chacun de se ressourcer dans le passé et de participer à la création du futur. »*

La maîtrise du temps

Comme je l'ai précisé dans *Gérez ses performances**, lorsqu'une personne recommence à courir après une longue période d'arrêt, on lui recommande de fractionner son entraînement en alternant la course et la marche. Au lieu de tenter de courir par exemple 30 minutes d'une traite, au risque de s'arrêter à bout de souffle après 20 minutes, on lui suggère de faire 30 à 40 minutes d'effort alterné (course et marche). Le fait de programmer à l'avance des temps de repos prévient les pauses de récupération forcées et fatales...

La bonne programmation d'un entraînement de sportif de haut niveau n'est pas dans la succession des séances d'entraînement, mais dans l'alternance de temps de travail et de repos. Il en va de même dans notre vie : il est important de s'accorder des temps pour se régénérer. Si nous

* voir bibliographie

ne le faisons pas, nous serons contraints à des repos forcés par saturation mentale, physique ou les deux.

Il y a trois types de périodes de régénération : les périodes courtes, les périodes moyennes et les périodes longues. Mais les mêmes principes s'appliquent à toutes :

- des activités sensorielles équilibrantes sur le plan tonique ;
- la recherche d'une meilleure connaissance de soi, des autres, de sa culture... ;
- des temps où l'on a conscience de vivre au présent à travers les deux premiers principes.

Les périodes de régénération courtes

Elles se placent à tout moment d'une journée. Après un travail difficile, ou d'événements physiquement ou psychologiquement éprouvants, il est préférable de se programmer un petit temps de régénération.

Dans un laps de temps aussi court, il n'est pas toujours possible de se concentrer longtemps sur tous les sens. Mais à peine quelques minutes suffisent pour porter son attention sur un objet. Accompagné par une respiration calme et régulière, nous retrouvons une paix intérieure en nous laissant pénétrer, les yeux fermés, par les différents sons qui nous entourent, par exemple.

Nous répéterons ces courtes périodes autant de fois que nous en sentirons le besoin.

Beaucoup de personnes pensent vivre dans un pays où les nuits sont si longues que seul un changement de continent pourrait leur faire découvrir des contrées où il fait toujours beau. Mais les périodes de régénération courtes sont là pour nous montrer qu'en restant à notre place, au lieu même où nous vivons, nous pouvons déjà opérer de grands changements afin "que notre vie soit une thérapie".

A tous ceux qui pensent ne jamais avoir le temps, qu'ils méditent ces deux mots : « *Carpe Diem* », qui signifient : « *Mets à profit le jour présent* ». Et comment ne pas penser à cette réflexion de François Garagnon : « *N'écoute pas ceux qui veulent t'éloigner de tes rêves, ceux qui veulent te décourager en chemin, ceux qui n'y croient plus. Que connaissent-ils de ton mystère ? C'est à toi de l'exprimer pleinement, de toutes les forces de ton amour. Il faut être amoureux fou de la vie ! Il faut oser risquer ! Même quand tu crois oser, tu n'oses jamais assez. Dis toi bien que quand on se donne, ce n'est jamais "trop", c'est toujours "pas assez". On n'aime jamais trop. On peut se tromper, on peut aimer mal, mais on n'aime jamais assez.* »

Les périodes de régénération moyennes

Ces laps de temps, allant d'une demi journée à deux jours (un week end par exemple), permettent d'établir un petit planning des journées. Vu le temps plus long dont on dispose, on pourra aborder davantage de niveaux.

Pour commencer, on modifiera son alimentation : alimentation sélective, période de jeûne... La nutrition présente de nombreux avantages, dont l'éveil des différents sens déjà abordé. Nous ne négligerons pas le fait que choisir des aliments d'une bonne qualité biologique permet un meilleur fonctionnement du système digestif. Ainsi, les bons signaux des informations internes provenant de nos organes généralisera l'effet de bien-être provoqué par ces périodes de détoxication (effet physiologique d'épuration).

On réservera des plages horaires pour des activités physiques. Il ne s'agit ni de battre des records, ni de se défouler physiquement. Lorsque nous nous promenons dans la forêt, les sensations proviennent des informations sensibles extérieures à nous-mêmes : les arbres, les herbes, les fleurs, la terre... Dans l'activité physique, c'est notre propre corps qui nous procure la majorité des informations ; il s'agit donc de les percevoir.

A partir des sensations perçues dans le mouvement, il est possible d'apprendre la technique du sport souhaitée. Cet apprentissage n'est pas destiné à faire de vous un champion ou à copier tel ou tel grand sportif. Comme nous l'avons écrit dans *Performances sportives et psychomotricité**, la technique est une source d'enrichissement personnel car elle permet un travail sur soi par les nouvelles sensations qu'elle procure. Il ne faut pas se dire : "Ce n'est plus de mon âge" ou "Il est trop tard", ou encore "Je fais du sport pour mon loisir". Même si quelqu'un rejoint un club pour pratiquer, par exemple, la course à pied pour son loisir, il serait souhaitable de le diriger peu à peu vers des exercices par lesquels il améliorera sa technique, bien évidemment de manière adaptée. Cela signifie en fonction de l'âge : on n'apprend pas de la même manière à 10 et à 50 ans. Le temps consacré à une activité physique devient ainsi un temps de sensation et d'apprentissage.

De plus, le fait de pratiquer une activité avec un minimum de bases techniques permet d'éviter bon nombre de douleurs, puis de blessures dues à une mauvaise sollicitation des muscles.

On essaiera également de se dépayser, d'aller découvrir la montagne, la mer, la campagne... Il peut parfois s'agir de sites favorables où sont organisés des retraites, des stages (méditation, techniques corporelles...).

---

* voir bibliographie

Les périodes de régénération longues

Ce sont des temps qui durent plusieurs jours. Il peut s'agir des vacances, mais on s'efforcera toujours de les vivre de manière inhabituelle. On disposera de plus de temps que lors des deux premières périodes pour les aménager. Il est conseillé de se préparer un véritable programme de régénération où l'on variera tous les secteurs vus dans les deux premières périodes, mais plus approfondis.

Tous les moments de cette période seront pleinement vécus au présent, ce qui ne veut pas dire que l'on ne planifie pas ses activités. Au contraire : par exemple, on se programme la visite d'un musée, mais on prendra le temps de se laisser pénétrer par les couleurs, les formes..., comme nous l'avons déjà évoqué.

On s'intéressera à tel peintre ou tel sculpteur, on lira un livre sur lui, sur ses œuvres... En même temps, l'évocation poétique par les mots d'un paysage, d'une région, de monuments où d'une œuvre nous montre toute leur complexité et leur richesse. Nous comprenons ainsi mieux le sens et l'intérêt de cette nature ou de cette culture.

Passer dans un cloître en regardant rapidement quelques pierres et un bout de pelouse au milieu n'aura pas la même valeur que vivre sa visite. On commence par s'asseoir sur un banc en pierre.

On respire profondément le calme en fermant les yeux. Puis on les rouvre et on se laisse pénétrer par les sensations visuelles créées par ces voûtes, ce jardin autour du puits. La connaissance que l'on va acquérir par la lecture ou l'écoute d'un texte (ou d'une musique) ne sera pas un placage intellectuel, c'est-à-dire une simple succession dont le sens profond nous échappe. Vivre la visite, c'est d'abord la vivre avec ses sens. Ces derniers nous aideront à créer des liens avec toute une connaissance que nous pourrons acquérir au fil de la visite. Ils donneront un sens à notre découverte.

C'est le moment d'apprendre, de vivre le plaisir de vous enrichir. Les sujets ne manquent pas. Il suffit de les vivre dans l'esprit que nous avons proposé.

Nous comprendrons peut être mieux la vision d'Hildegarde de Bingen* sur les tendances humaines : « *L'âme dans le corps est comme la sève dans l'arbre, et ses facultés sont comme les rameaux de l'arbre. L'intelligence est dans l'âme comme le vert des rameaux et des feuilles, la volonté comme les fleurs, l'esprit comme le premier fruit qui sort de lui, la raison comme le fruit parfait qui parvient à sa maturité, les sens comme l'extension de sa grandeur. Et c'est de cette manière que le corps de*

* voir bibliographie

l'homme est fortifié et soutenu par l'âme. C'est pourquoi, ô homme, comprends ce que tu es par ton âme, toi qui renonces à ton intelligence et qui veux être comparé aux animaux. »

Conclusion

Comme nous l'avons écrit à la fin de l'introduction, relayé par George Sand, nous avons tous des motifs de nous évader de notre monde pour des périodes plus ou moins longues. Les publicités nous y incitent comme le meilleur des remèdes : « Voyagez... » Mais il s'agit de se poser la vraie question : pourquoi partir ? Cette question sous-entend celle à laquelle nous avons répondu : pourquoi se régénérer ? En effet, cette réponse nous est rendue explicite par toute la poésie de George Sand* à la fin de son voyage.

« ...L'homme n'est pas fait pour vivre avec des arbres, avec des pierres, avec le ciel pur, avec la mer azurée, avec les fleurs et les montagnes, mais bien avec les hommes, ses semblables.

Dans les jours orageux de la jeunesse, on s'imagine que la solitude est le grand refuge contre les atteintes, le grand remède aux blessures du combat ;

---

* George Sand, *Un hiver à Majorque* (Palma de Majorque, 1855)

c'est une grave erreur, et l'expérience de la vie nous apprend que, là où l'on ne peut vivre en paix avec ses semblables, il n'est point d'admiration poétique ni de jouissances de l'art capables de combler l'abîme qui se creuse au fond de l'âme.

J'avais toujours rêvé de vivre au désert, et tout rêveur bon enfant avouera qu'il a eu la même fantaisie. Mais croyez-moi, mes frères, nous avons le cœur trop aimant pour nous passer les uns des autres ; et ce qu'il nous reste de mieux à faire, c'est de nous supporter mutuellement ; car nous sommes comme ces enfants d'un même sein qui se taquinent, se querellent, se battent même, et ne peuvent cependant pas se quitter. »

Le stress, tel un brouillard humide, anesthésie le cerveau et paralyse le corps. Les solutions pour s'en libérer sont en nous. Revitaliser la sensation et l'intelligence revient à harmoniser la réception et l'émission ; grâce à la réception des sensations, savoir mettre son cerveau au repos. Mais distinguer n'est pas séparer, car ces deux fonctions sont unies en nous. Du reste, ce n'est ni l'intelligence, ni la sensation qui connaît, mais l'homme entier par l'une et l'autre.

Il y a enfin ce que l'on pense être un sentiment. Qui n'a jamais senti battre son cœur dans l'attente d'une amie ? Qui n'a jamais été ébloui par la beauté d'un coucher de soleil, d'une fleur, d'un arbre ou d'une peinture ? Qui n'a jamais été ému à l'écoute de quelques mots ou d'une mélodie ? Il y a des jours où tant de belles choses nous entourent, où les problèmes ne sont que quelques grains de sable dans un océan de plénitude. Il y a des jours où le sourire est facile. Il y a des jours où l'on se sent léger, capable de surfer sur les vagues du bonheur.

Nous avons débuté notre ouvrage par l'importance de la qualité des informations. De ces messages sensoriels dépend notre façon d'envisager notre vie. Or, nous savons aujourd'hui que l'on ne regarde pas avec les yeux, mais avec le cerveau. Mais cette connaissance est insuffisante. Elle nous est rappelée par Antoine de Saint-Exupéry* : *« On ne voit bien qu'avec le cœur. L'essentiel est invisible pour les yeux. »*

Ainsi, notre dernière étape doit nous pousser à comprendre quel est ce dernier principe : il est le premier... ! Saint-Augustin** nous confie ce secret : *« Aime et fais ce que tu veux ; si tu te tais, tais-toi par amour ; si tu parles, parle par amour ; si tu corriges, corrige par amour ; si tu pardonnes, pardonne par amour ; aies au fond du cœur la racine de l'amour : de cette racine, il ne peut rien sortir que de bon. »*

---

* A. de Saint-Exupéry, *Le petit Prince* (Gallimard Paris, 1946)
** Saint-Augustin, *Il n'y a que l'amour* (Le Cerf Paris, 1975)

L'amour n'est pas un sentiment, mais un ensemble de comportements. Et n'oublions pas cette dernière recommandation : mais ne crois pas trop vite savoir ce que c'est qu'aimer...

Bibliographie

- Besson P.-G., *Acide-base : une dynamique vitale*, Jouvence/Trois Fontaines, St-Julien, 1991
- Chalmel P., *Biologie actuelle et philosophie Thomiste*, Téqui, Paris, 1984
- Clément M., *Une histoire de l'intelligence*, Editions de l'Escalade, Paris, 1979
- Eccles C.-J., *Comment la conscience contrôle le cerveau*, Fayard, Paris, 1997
- Garagnon F., *Jade et les sacrés mystères de la vie*, Monté-Cristo, Annecy, 1991
- Hart A., *Vaincre le stress*, Empreinte, Paris, 1994
- Hollet A., *Eloge de l'odorat*, Odile Jacob, Paris, 1999
- Jegge C., *Présentation des exercices du Docteur Vittoz*, Téqui, Paris, 1993
- Maurin D., *Sainte-Hildegarde – La santé entre ciel et terre*, Jouvence/Trois Fontaines, St-Julien, 1991
- Monat P., *Hildegarde de Bingen – Le livre des subtilités des créatures divines (Physique)*, J. Millon, Grenoble, 1996
- Monat P., *Hildegarde de Bingen – Les causes et les remèdes*, J. Millon, Grenoble, 1997

- Mérien D., *La détoxination par paliers*, Jouvence, St-Julien, 1994
- Millet L., *La vie a-t-elle un sens*, Téqui, Paris, 1997
- Pernoud R., *Hildegarde de Bingen*, Editions du Rocher, Paris, 1995
- Pes J.P. et Feldman D., *Performances sportives et psychomotricité*, Jouvence/Trois Fontaines, St-Julien, 1995
- Pes J.-P., *Gérer ses performances*, Jouvence, St-Julien, 2000
- Portenart V., *Les cinq couleurs de la vie*, JC Lattès, Paris, 2000
- Veldman F., *L'haptonomie*, PUF, 4ème édition, Paris,1994
- Vittoz R., *Traitement dse psychonévroses par la rééducation du contrôle cérébral*, Téqui, 13ème édition, Paris, 1991

• Se libérer des systèmes de croyances

Michael Misita

Vers la plénitude de l'être

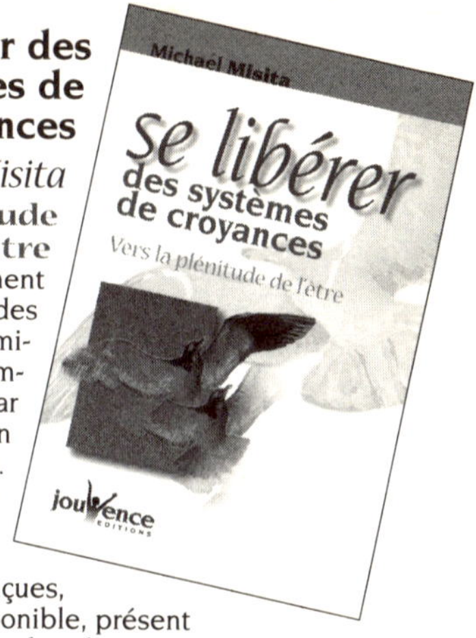

Ce livre montre comment aller au-delà des croyances, toujours limitées, plutôt que de remplacer les négatives par des positives ou un paradigme par un autre. Transcender la croyance pour accéder à la plénitude de l'être, vivre sans idées préconçues, en étant ouvert, disponible, présent dans l'instant.

160 pages • 14,94 € / 28 FS

• Aucune rencontre n'arrive par hasard

Kay Pollak

Se découvrir à travers les autres

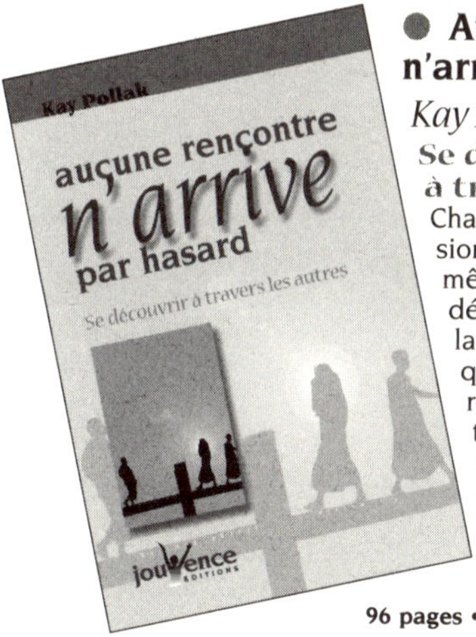

Chaque rencontre est l'occasion de mieux connaître soi-même et les autres, et de dépasser la colère, la peur, la gêne ou la frustration que génèrent certaines relations. Des moyens très simples pour percevoir et interpréter différemment nos interactions avec autrui, pour que chaque rencontre enrichisse notre vie.

96 pages • 11,43 € / 21 FS

Dumas Titoulet Imprimeurs
42000 SAINT-ETIENNE
Dépôt légal : mars 2003
N° d'imprimeur : 38643D
Imprimé en France